Petra Schwarzkopf

Detektei Anton – Achtung, Gift!

Band 5

DETEKTEI ANTON 5

Achtung, Gift!

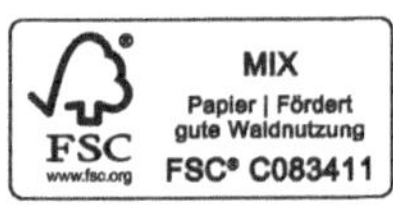

Petra Schwarzkopf
Detektei Anton – Achtung, Gift!
Band 5

Best.-Nr. 271887
ISBN 978-3-86353-887-3
Christliche Verlagsgesellschaft Dillenburg

Alle Bibelverse wurden zitiert nach:
Schlachter-Übersetzung – Version 2000

1. Auflage

www.cv-dillenburg.de

Satz und Umschlaggestaltung:
Christliche Verlagsgesellschaft Dillenburg
Bildquellen: © Unsplash.com/sergei-a (Covermotiv)
© freepik.com (Holzschild, Bilderrahmen, Kalender, Foto),
freepik/macrovector (Fingerabdruck, Kopf, Tasche, zerrissenes Papier),
freepik/rawpixel.com (Pfeil), freepik/Harryarts (Uhr, Vögel),
freepik/rocketpixel (Linien), freepik/kstudio (Schleife)

Druck: CPI Books GmbH, Leck
Printed in Germany

Wenn Sie Rechtschreib- oder Zeichensetzungsfehler entdeckt haben,
können Sie uns gern kontaktieren: info@cv-dillenburg.de

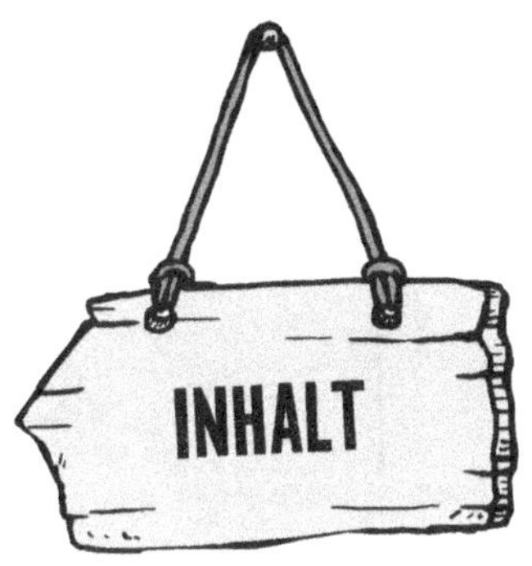
INHALT

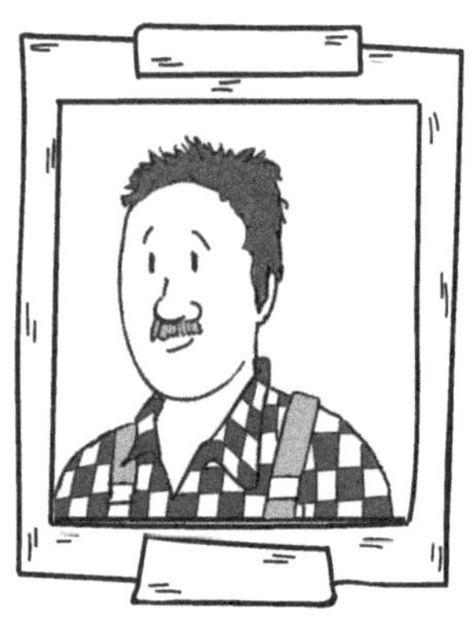

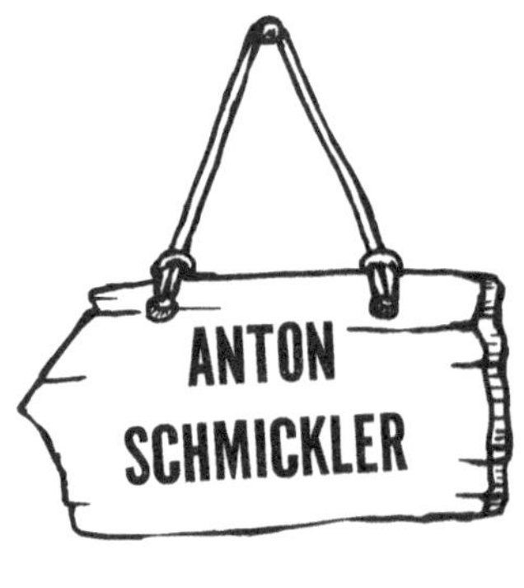

… ist der Onkel von Silas und Rahel und speziell begabt. Er hat ein partiell fotografisches Gedächtnis, kennt sich mit Pflanzen und Pilzen aus und ist brutal ehrlich. Außerdem besitzt Anton einen Schwerbehindertenausweis, aber eigentlich ist er nur schwer in Ordnung.

Alter:
Das kommt darauf an:
40 Jahre von außen, 8 Jahre von innen

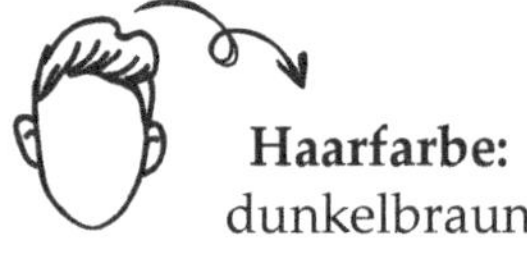

Haarfarbe:
dunkelbraun

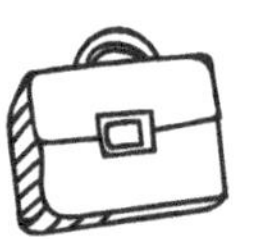

Beruf:
Gärtnergehilfe bei den Caritas-Werkstätten

Hobbys:
Borussia Dortmund, Holz hacken, sägen und verkaufen und sein Mini-Auto, den Ellenator, fahren

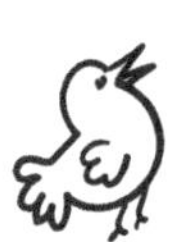

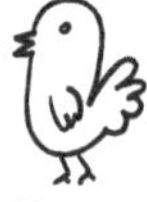

Beste Freunde:
Hund Caruso und ein paar Kumpels aus der Werkstatt

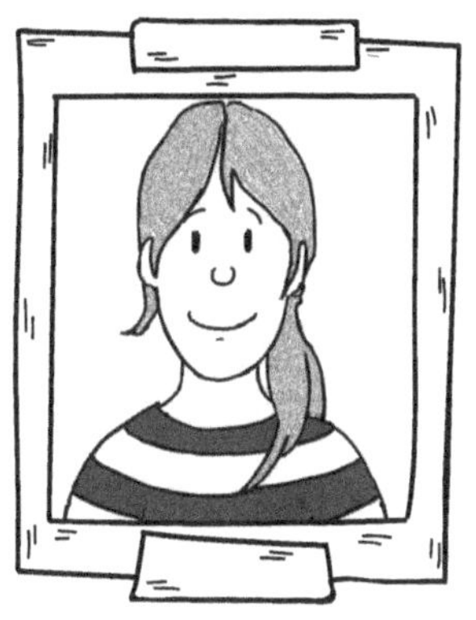

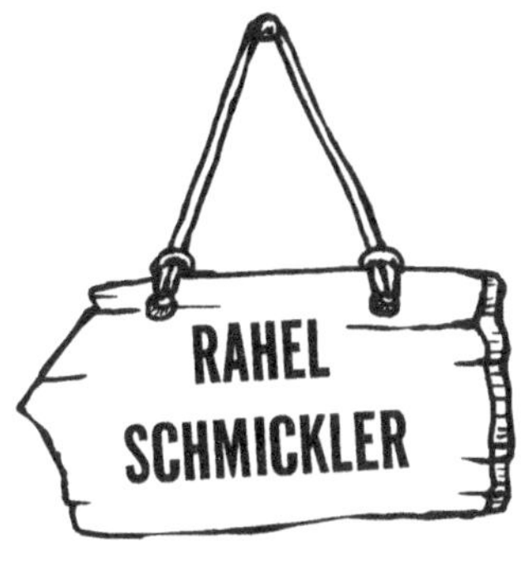

… ist die kleine Schwester von Silas und hat einen feinen Sinn für Details. Obwohl sie ihre Umwelt besonders aufmerksam wahrnimmt, bekommt sie vom Unterricht in der Schule manchmal nichts mit. Sie fürchtet sich vor Langeweile und möchte niemals so verrückt werden wie die anderen Mitglieder ihrer Familie.

Alter:
14 Jahre

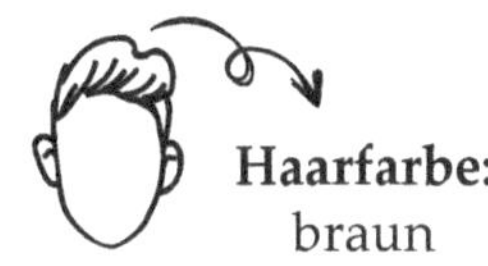

Haarfarbe:
braun

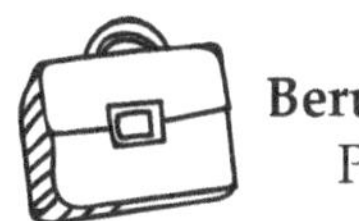

Berufswunsch:
Polizistin

Hobbys:
Schwimmen, Nervenkitzel

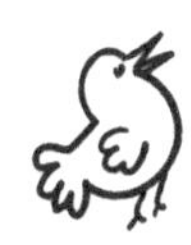

Beste Freundin:
Sophia Mombauer

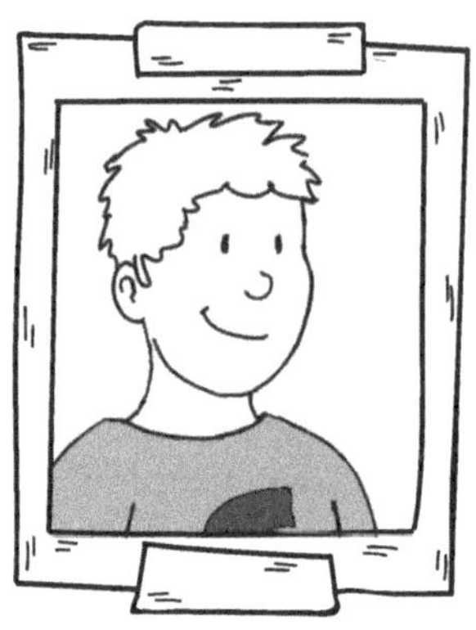

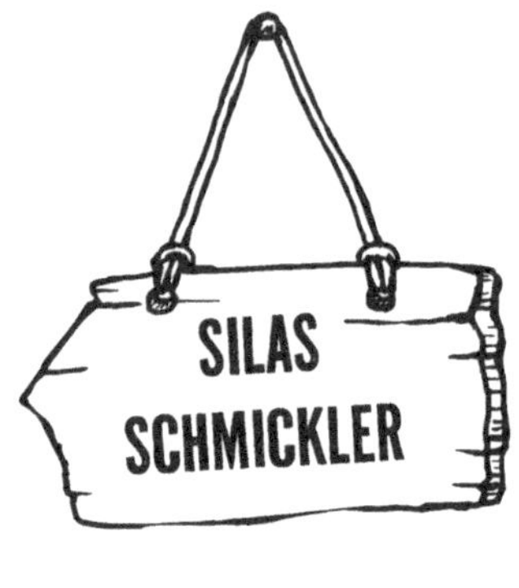

… ist der große Bruder von Rahel und nur etwas zu klein für sein Gewicht. Er hat Angst, dass er für immer ein paar Zentimeter kleiner bleibt als seine Schwester. Seine Haarfarbe nennt er erdbeerblond, und er trägt seine Sommersprossen mit Stolz.

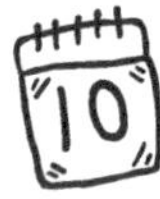

Alter:
14 Jahre

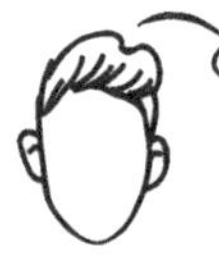

Haarfarbe:
blond mit rötlichem Schimmer

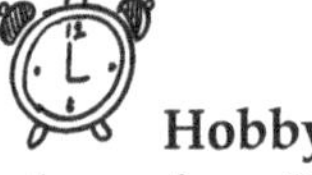

Hobbys:
Fremdsprachen, Erste Hilfe, Fast Food und möglichst wenig Sport, außerdem Klarinette spielen

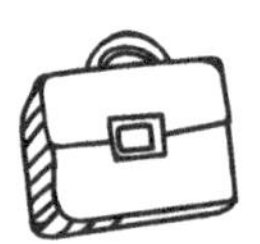

Berufswunsch:
Dolmetscher oder Krankenpfleger, Rahel behauptet: Pastor oder Lehrer

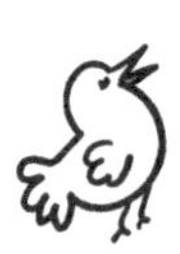

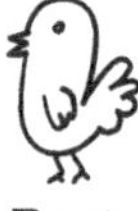

Bester Freund:
Ronny Till

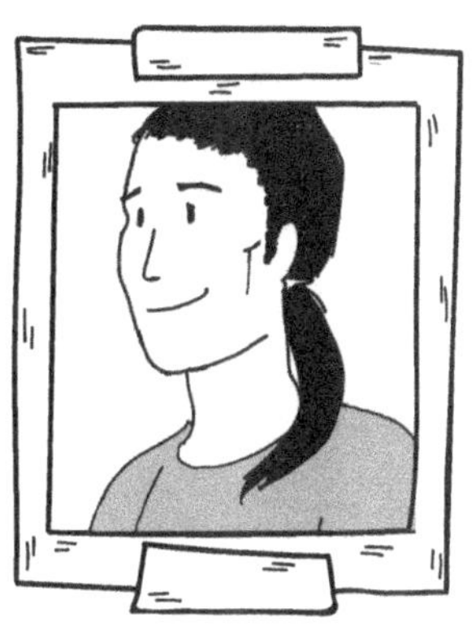

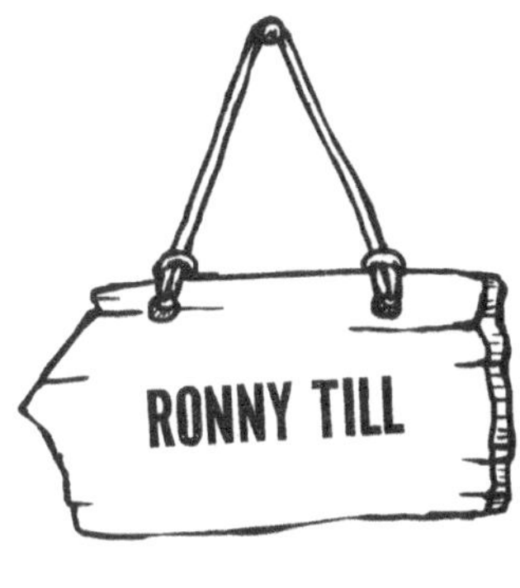

… ist der Freund und Klassenkamerad von Silas. Er lebt allein mit seiner Mutter, trägt seine Haare lang und hat eine feste Zahnspange. Ronny ernährt sich gerne von Fast Food und liebt T-Shirts mit coolen Sprüchen. Er versucht ständig, Geld zu verdienen, vielleicht, weil er nicht gerade viel davon hat.

Alter:
15 Jahre

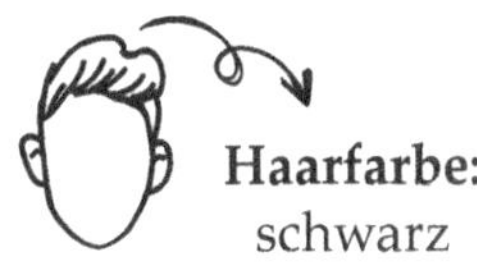

Haarfarbe:
schwarz

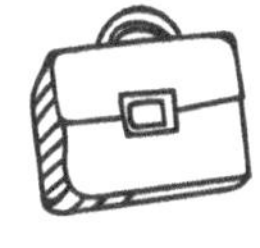

Berufswunsch:
reicher Informatiker

Hobbys:
Computer und Sport

Bester Freund:
Silas Schmickler

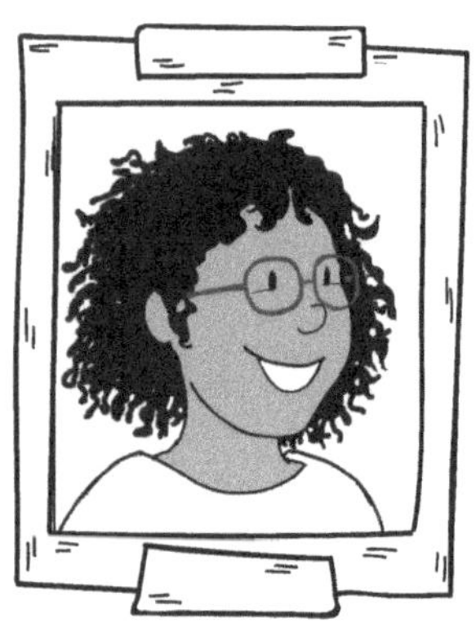

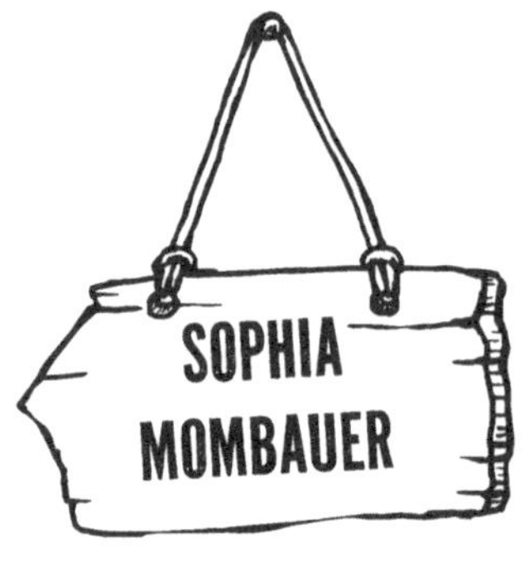

… ist die beste Freundin von Rahel Schmickler, aber im Gegensatz zu ihr schafft sie es, auch im größten Dreck immer sauber zu bleiben. Sophia nennt ihre Mutter *Maman,* denn sie stammt aus Burundi, und da spricht man Französisch.

Alter:
14 Jahre

Haarfarbe:
so dunkelbraun, dass man es für schwarz halten könnte, wenn man kein Friseur ist

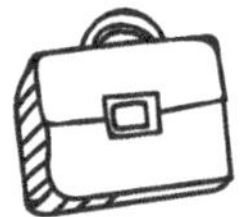

Berufswunsch:
keine Ahnung, aber auf keinen Fall Chemikerin!

Hobbys:
Zeit mit den anderen Detektiven verbringen, Ballett, afrikanisch kochen und bunte Kleider nähen

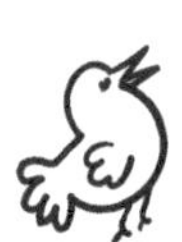

Beste Freundin:
Rahel Schmickler

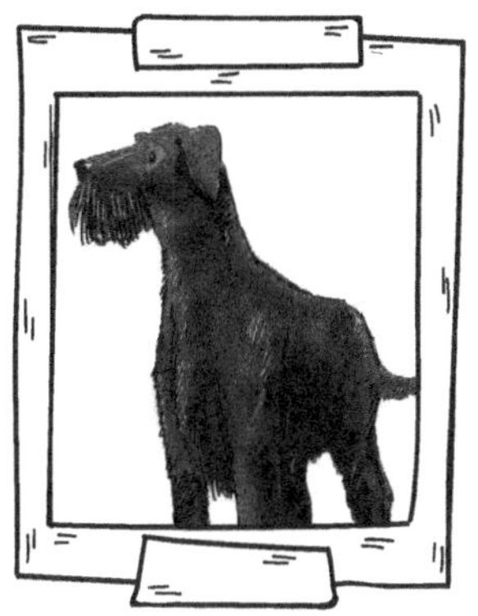

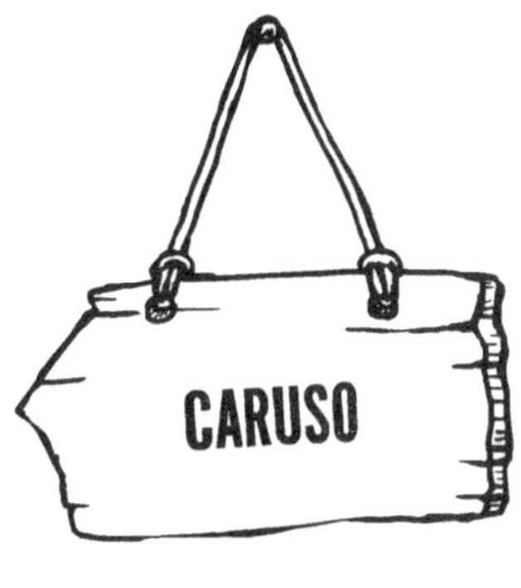

… ist Onkel Antons Riesenschnauzer und kann wunderschön jaulen, wenn er jemanden singen hört. Leider klingt er nicht ganz so gut wie sein Namensvetter, der italienische Tenor Enrico Caruso (der ziemlich genau vor 100 Jahren starb).

Alter:
4 Jahre

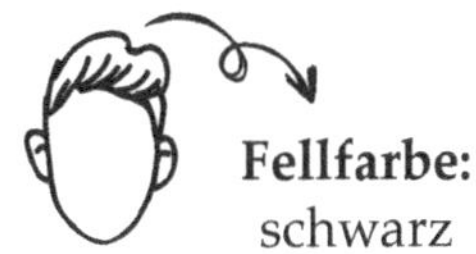

Fellfarbe:
schwarz

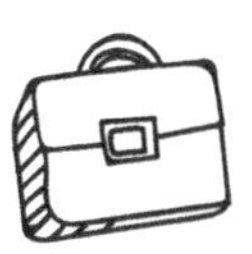

Beruf:
Schutz- und Führhund, Suchtmittel-spürhund

Hobbys:
nach Fressbarem suchen, im Wald herumstromern und Fangen spielen

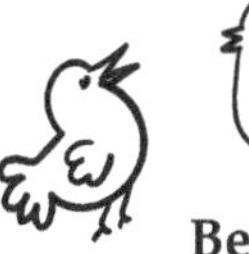

Beste Freunde:
Onkel Anton und Opa Peter

Lieblingsfeinde:
Katzen, egal, welche

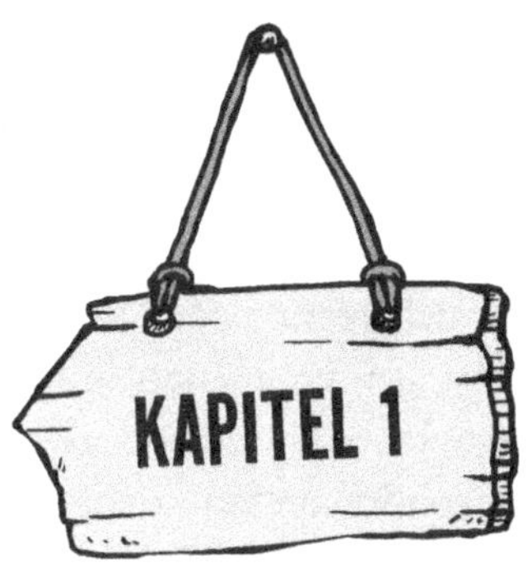

ES GEHT RUND

Silas Schmickler starrte auf die beiden Autos. Oder besser gesagt auf das, was von ihnen nach dem Zusammenprall noch übrig war. Rechts von ihm stand ein zerknautschter Polo. Seine Karosserie war übel verzogen, die Fahrertür lag einsam auf der Straße, und die Kofferraumhaube sah aus wie Mamas Faltenrock. Sie hatte sogar die gleiche Farbe: dunkelblau. Der silberne Audi zu seiner Linken dagegen wirkte fast heil, doch in ein paar Minuten würde ihn das Feuer in einen schrottreifen Blechhaufen verwandelt haben. Zwei Türen standen offen, und hohe Flammen schlugen aus dem Innenraum. Silas konnte die Hitze deutlich auf dem Gesicht spüren, und seine trockenen Augen fingen an zu brennen. Wo waren die Menschen, die in dem Wagen gesessen hatten? Der Junge klimperte mit den Augenlidern, als müsste er aus einem bösen Traum aufwachen. Aber das Bild und die Hitze blieben. Das Feuer war Wirklichkeit. Über dem Auto verwandelte es sich in beißenden, schwarzen Rauch, der wie ein giftiger Pilz in der Luft schwebte, ehe ihn der kühle Eifelwind in alle Richtungen auseinandertrieb. Der Qualm reizte die Schleimhäute in Nase und Lunge. Silas hustete. Plötzlich liefen drei Männer in Uniform und mit weißen Helmen auf die Unglücksstelle zu. Der

Junge wollte zurückweichen, um ihnen Platz zu machen, aber sein Körper gehorchte ihm nicht. Die Beine verweigerten den Befehl und rührten sich nicht vom Fleck. Stattdessen starrte Silas wie hypnotisiert auf das rot-weiße Einsatzfahrzeug, das hinter den Unfallwagen zum Stehen gekommen war. Eine Sirene hatte er nicht gehört, aber er konnte das Blaulicht sehen, das seltsam verloren vor sich hin blinkte.

„Weg da!", schrie einer der Feuerwehrmänner und schob den Jungen unsanft zur Seite, um mit dem Schlauch vorbeizukommen.

„Hilfe!", kreischte eine Frau.

Ihre Stimme gellte in Silas' Ohren. Jetzt wimmerte jemand neben ihm, und überall rannten Menschen herum. Es stank nach Diesel und Benzin. Silas hatte immer noch Schwierigkeiten zu atmen. Der Hustenreiz ließ nicht nach.

Ja, ich muss etwas tun!, dachte Silas. *Ich muss helfen!*

Doch auf einmal hatte er vergessen, was er im Erste-Hilfe-Kurs gelernt hatte. Die Festplatte in seinem Kopf war gelöscht, der Rechner abgestürzt. Seine Arme baumelten hilflos von seinen Schultern, und die Füße da unten am Ende seiner Beine schienen jemand anderem zu gehören. Ein zweiter Feuerwehrmann rempelte ihn an, als er sich mit einem Kanister in der Hand an ihm vorbeizwängte. Silas verlor fast das Gleichgewicht, fing sich aber gerade noch. Da hörte er seinen Namen.

„Silas!", rief ein Mädchen.

Es war Rahels Stimme! Seine kleine Schwester rief nach ihm. Sie klang schwach und ängstlich und gar nicht so klar wie sonst.

„Silas, hilf mir!"

„Wo bist du?", rief er zurück und suchte hektisch mit den Augen die Unfallstelle ab. Sie sah nach einem Industriegelände aus. Weiter hinten standen noch mehr Autos, die zersplitterte Scheiben und Scheinwerfer hatten. Einer der Wagen hupte vor sich hin, und vor einem großen Fabrikgebäude standen mehrere Eisenbahnwaggons. Der vorderste war ein Tankwagen und schien den großen Warnschildern nach giftige Stoffe zu transportieren.

Jetzt reiß dich mal zusammen!, befahl Silas sich selbst. *Hol tief Luft!* Er schloss die Augen etwas länger und versuchte, sich zu beruhigen. *So schwer ist das doch nicht. Du kannst nichts falsch machen. Falsch ist nur, gar nichts zu tun,* rief er sich in Erinnerung. *Der Rettungswagen ist schon da. Das ist gut. Aber es sind zu viele Verletzte für die wenigen Sanitäter. Eine Besatzung allein reicht nicht. Du musst etwas tun. Du kannst etwas tun! Jeder kann etwas tun!*

Das Rohr mit dem silbernen Aufsatz, das der eine Feuerwehrmann jetzt in den Händen hielt, verwandelte sich in eine Art Schneekanone und schleuderte weißen Schaum auf den brennenden Audi.

„Silas!", rief Rahel wieder, und es klang, als habe sie Schmerzen. Endlich! Seine Ohren orteten die Richtung, die Beine rannten los. Hinten, bei den anderen Autos in der Nähe der Waggons, winkte ihm eine blasse Hand. Das musste sie sein, seine Schwester saß in dem roten Mercedes! Doch als er endlich an dem Wagen ankam, rief Rahel nicht mehr. Sie war bewusstlos auf der Rücksitzbank zusammengesackt. Aus einer Wunde an der Stirn lief ihr Blut über das Gesicht. Silas riss die Tür auf und fingerte nach dem Gurt, der Rahels Körper festhielt. Er musste ihn lösen und Rahel vorsichtig aus dem Fahrzeug ziehen.

Mach schon! Schneller, schneller!, spornte er sich selbst an, fand den Verschluss und drückte erleichtert auf den Mechanismus. Der Sicherheitsgurt surrte nach oben. Der Junge packte seine Schwester unter den Armen, und irgendwie gelang es ihm, Rahel aus dem Auto zu befreien und zu Boden gleiten zu lassen. Sie wimmerte leise, und erst jetzt sah er das Bein. Ein großer Glassplitter hatte die Haut kurz über dem Knie durchbohrt und steckte wie ein Messer in ihrem Oberschenkel, einen Finger breit unter dem Saum der Shorts. Silas unterdrückte seinen Brechreiz, und versuchte, sich daran zu erinnern, was er als Ersthelfer weiter zu tun hatte.

Splitter, dachte er, *das ist ein Fremdkörper. Darf man nicht entfernen. So weit, so gut. Aber Rahel ist bewusstlos. Wie ist da noch mal die Reihenfolge? Erst Seitenlage, dann den Splitter fixieren und die Wunde verbinden? Oder macht man es umgekehrt? Nein, zuerst die Atemkontrolle, oder?*

Irritiert stellte er fest, dass er es vergessen hatte! Nervös sah Silas auf seine Hände, als ob die wüssten, was zu tun war. Aber sie zitterten nur. Er ballte sie zu Fäusten, bis die Knöchel weiß hervortraten, und drückte sie an seine Schläfen. Leider fiel ihm immer noch nichts ein. Stattdessen gaben seine Knie nach. Er ließ sich neben Rahel auf den Boden sinken und merkte, wie er wütend wurde. Das konnte doch nicht wahr sein! Er hatte all das doch unzählige Male geübt, er wusste doch, was zu tun war. Warum ließ ihn sein Gedächtnis auf einmal im Stich?! Die Praxis konnte doch nicht so viel schwerer sein als die Theorie? Der Junge merkte, dass sein Atem viel zu schnell ging. *Im Ernst? Ich hyperventiliere?! Das muss jetzt echt nicht auch noch sein.* Seine Hände kribbelten leicht, und kalter Schweiß erschien auf seiner Stirn. Was tat man noch mal dagegen?

„Silas?"

Plötzlich legte sich eine Hand auf seine Schulter. Eine Männerstimme sprach freundlich mit ihm.

„Silas? Ist alles in Ordnung?", fragte die Stimme.

Sie gehörte dem Pastor der SEGE, der selbstständigen evangelischen Gemeinde Eifel, und sie klang besorgt. Silas runzelte die Stirn. Hinter Werner sah er Ronny, seinen Klassenkameraden und Freund. Er führte gerade ein Mädchen von der Unfallstelle an den Straßenrand, das wie Sophia aussah, Rahels beste Freundin. Solche dunkelbraunen Locken hatte er bis jetzt kein zweites Mal gesehen. Und kniete dort nicht Dorkas und verband jemandem die Hand? Natürlich, Dorkas Müller, auch sie kam regelmäßig zum Teenkreis der Gemeinde. Plötzlich bewegte Rahels Körper sich. Ihr Brustkorb vibrierte, und aus ihrer Kehle kam ein Glucksen.

„Silas", sagte Werner beruhigend. Die Hand auf seiner Schulter rüttelte ihn. „Das ist nur eine Übung. Alles ist gut."

Jetzt lachte Rahel leise und mit geschlossenen Augen.

„Bleib in deiner Rolle", ermahnte Werner das Mädchen, und sofort lag Rahel wieder still. Nur ihre Mundwinkel zuckten noch.

„Ja, ich weiß", sagte Silas. *Natürlich. Rahel tut nur so. Sie spielt Theater. Ich bin bei der RUND-Übung in Andernach, wie alle anderen Mitglieder des Teenkreises auch. Aber es sieht alles so echt aus!*

RUND, die Abkürzung stand für Realistische Unfall- und Notfalldarstellung. Es handelte sich dabei um eine praktische Übung für Sanitäter, Feuerwehrleute und Ersthelfer. In der Tat war die Darstellung sehr realistisch geraten, für seinen Geschmack etwas zu sehr! Die Theaterschminke hier an Rahels Bein sah wirklich übel aus. Anderes dagegen war tatsächlich real. Das Feuer zum Beispiel, der Rauch und all die Fahrzeuge, das Hupen und die Schreie. Doch die Verletzten waren nur Darsteller. Und was für welche ... Mann, Rahel war richtig gut gewesen! Sie hatte offensichtlich Mamas schauspielerisches Talent geerbt. Silas' Gesicht wurde feuerrot. Er wusste, dass er sich in einer Kulisse befand und die Verletzten verkleidet und geschminkt waren. Wie hatte er trotzdem vergessen können, was zu tun war? Oh, er war sich so sicher gewesen, als er sich für die Rolle des Helfers gemeldet hatte. In Gedanken hatte er schon das Lob gehört, schließlich hatte er mehr Erfahrung als alle anderen! Schon seit einigen Jahren engagierte er sich im Schulsanitätsdienst.

Ich habe versagt! Diese Erkenntnis tat weh. *Hochmut kommt vor dem Fall, Silas!*, verhöhnte er sich jetzt selbst. *Du hattest die Wahl.*

Bei der Vorbereitung vor zwei Wochen hatte Werner den Jugendlichen die Entscheidung selbst überlassen. Jeder konnte sich aussuchen, ob er bei diesem besonderen Ausflug des Teenkreises der SEGE als Darsteller oder als Helfer dabei sein wollte. Dumm nur, dass er nicht damit gerechnet hatte, dass alles so echt aussehen würde. Vor allem nicht bei seiner eigenen Schwester.

„Silas?"

„Ja, danke, Werner", stieß Silas mit Mühe hervor. „Alles gut."

„Macht einfach weiter", sagte der Pastor freundlich und zog sich zurück.

Ein Mann mit angegrautem Bart, Sonnenbrille und gemütlichem Bauch sah aufmerksam zu ihm hinüber: Herr Steinmetz, der Leiter der Übung. Silas stöhnte lautlos.

Auch das noch, er hat genau gesehen, wie unfähig ich bin, dachte Silas, und ihm wurde schon wieder flau.

„D... die muss in die S... Seitenlage", kommandierte eine tiefe Erwachsenenstimme hinter ihm. Sie gehörte einem dunkelhaarigen Mann mit eiförmigem Kopf und Schnäuzer. Mit seiner behaarten Rechten hielt er Silas einen Erste-Hilfe-Kasten entgegen. „H... hab ich aus einem kaputten Auto", erklärte der Mann.

„Super, danke, Anton", lobte Silas. „Da bin ich gar nicht drauf gekommen."

Der Mann grinste breit. Silas' Onkel Anton nahm auch ab und zu am Teenkreis teil, obwohl er schon 40 Jahre Lebenserfahrung hatte. Aber da er im Inneren für immer ein achtjähriges Kind war, passte er prima in die Jugendgruppe der Gemeinde. Ebenso gut wie Silas, Ronny, Rahel und Sophia. Damit war die ganze Detektei Anton im Teenkreis vertreten, jedenfalls meistens. Nur Caruso, der große schwarze Riesenschnauzer, blieb fast immer zu Hause. Im Moment jagte er wahrscheinlich die Eichhörnchen im familieneigenen Wald der Schmicklers.

„S... Seitenlage, Silas", wiederholte Anton jetzt noch einmal mit Nachdruck.

„Ja, ich weiß", sagte sein Neffe seufzend und unterdrückte den Drang, einfach wegzulaufen.

Silas öffnete den Erste-Hilfe-Kasten, nahm drei Verbandpäckchen und eine Wundauflage heraus. Plötzlich wusste er wieder, was er zu tun hatte, und funktionierte reibungslos. Er schnitt die Mullauflage ein Stückchen ein, legte sie dann vorsichtig auf die Wunde und zugleich um den Fremdkörper in Rahels Bein. Das Kunstblut war nun nicht mehr zu sehen. Dann platzierte Silas links und rechts von der Glasscherbe ein noch ungeöffnetes Verbandpäckchen.

„Halt mal bitte, Anton", bat er seinen Onkel, der ihn verstand und beide Päckchen auf Rahels Oberschenkel festhielt, während Silas den dritten Verband, der noch übrig war, öffnete. Mechanisch begann er, die Päckchen und das Bein zu umwickeln, sodass sich die Glasscherbe zwischen den Polstern nicht mehr bewegen konnte. Zum Schluss klebte er alles ordentlich fest und versorgte schnell die Kopfplatzwunde. Dann breitete er eine Wärmedecke neben Rahel aus und stemmte seine Schwester gekonnt auf die Seite. Er bog ihr den Kopf leicht in den Nacken und ließ ihre Wange auf ihrer eigenen Hand ruhen, sodass Speichel oder Erbrochenes notfalls aus dem Mund herauslaufen könnte. Aber so weit würde wahrscheinlich nicht einmal seine kleine Schwester in ihrer Rolle gehen. Silas deckte Rahel mit den Enden der Decke zu, seufzte noch einmal und sah sich nach weiteren Verletzten um. Ein kleiner Mann mit Glatze kam mit weit aufgerissenen Augen auf ihn zu gehumpelt. Silas eilte ihm entgegen, stützte ihn und führte ihn zu Sophia. Dann versorgte er seine Schürfwunde am Arm. Der Verletzte ließ alles stumm über sich ergehen. Er blickte starr geradeaus.

„He, komm mal hier rüber, Silas!", rief Ronny ihm zu.

Keuchend hielt der große Junge mit dem langen Zopf jemanden im Rautek-Rettungsgriff vor seiner Brust fest und guckte hinter dem mittlerweile fachkundig gelöschten, nur noch qualmenden Audi hervor. Silas lief zu seinem Freund hinüber. Der leichtgewichtige männliche Verletzte hatte nur noch einen Schuh an. Es würde schmerzhaft werden, wenn Ronny ihn allein aus der Gefahrenzone und über den Asphalt zerrte. Also bückte Silas sich, fasste die Füße und hob sie hoch. Gemeinsam trugen sie den zu Rettenden hinüber ins Gras. Doch als sie ihn gerade abgelegt hatten, nahm Silas aus den Augenwinkeln wahr, dass der kleine Mann mit der Schürfwunde, den er gerade versorgt hatte, plötzlich aufsprang und panisch schreiend davonlief.

Mann, der hat einen Schock, schimpfte Silas mit sich selbst.

Er sprintete hinter dem Verletzten her, um ihn einzufangen, bekam ihn aber nicht zu fassen. Ein Feuerwehrmann hielt den Mann schließlich auf und beruhigte ihn. Silas blieb mit hängenden Armen stehen und schnappte nach Luft. Die erdbeerblonden Haare klebten an seiner Stirn. „Tut mir leid. Dass mit dem was nicht stimmte, hätte ich an dem starren Blick merken müssen", murmelte er.

Doch der Feuerwehrmann schien ihn gar nicht zu hören. In diesem Moment ertönte ein lautes Signal.

„Übungsende!", schallte die laute und deutliche Stimme von Herrn Steinmetz über den Platz.

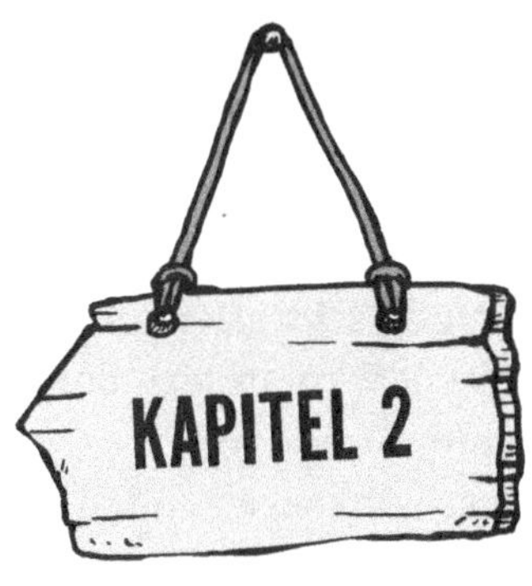

DER BARMHERZIGE SAMARITER

Die Darsteller setzten sich auf und zückten ihre Smartphones, um Selfies von sich zu schießen.

„Steht dir gut, der Kopfverband", sagte Sophia zu Rahel und lachte. „Solltest du immer tragen."

„Und erst diese Verletzung hier. Unglaublich, wie die das geschminkt haben." Rahel schob ihr Bein vor und hielt es Anton, der im Gras neben ihr saß, kichernd unter die Nase.

„I... I...gitt!", sagte Anton lachend. „Geh mir weg damit. W... Weg! Bah."

Silas lachte nicht mit.

„Sehr schön, diese Spezialknete, Sherlock", sagte Ronny grinsend zu Rahel und zog die Mädchen nacheinander an den Händen hoch. Dann pustete er sich ein paar lange Haare aus dem Gesicht, die sich aus seinem lockeren Zopf gestohlen hatten, und wandte sich an Silas. „Boah, endlich! Ganz schön anstrengend, anderen zu helfen. Das muss ich zugeben. Gut, dass alles vorbei ist, oder?"

Silas stand starr neben seinem Freund. *Anstrengend ist wohl kaum das richtige Wort. Katastrophe trifft es besser,* dachte er, nickte aber trotzdem. Gemeinsam gingen sie zu Werner Schrober hinüber, um den sich gerade alle Teenies aus der SEGE-Gruppe sammelten. Gabrielle, die Gemeindesekretärin, die den Pastor bei der Jugendarbeit unterstützte, stand schon neben ihm. Die Jugendlichen lachten und schwatzten durcheinander.

„Mann, war das cool!“, freute sich der rothaarige Samuel, der der Jüngste in ihrer Runde war.

„Das Feuer! So was von mega. Und die kaputten Autos ...“, begeisterte sich Dorkas.

„Ja, das muss so. Die ganze Szenerie ist mit Absicht verwirrend und beängstigend. Denn die Übung soll bei den Helfern echten Stress erzeugen, damit sie möglichst gut auf den Ernstfall vorbereitet sind“, erklärte Gabrielle, von der die Idee für diese spektakuläre Aktion stammte. Ihr Bruder war in der Freiwilligen Feuerwehr Andernach, und sie half ab und zu ehrenamtlich in der Schminkgruppe mit.

„Ist euch gelungen“, gab Ronny zu.

Leider, dachte Silas, sagte aber immer noch nichts. Er war todmüde und hätte heulen können. Ronny merkte nichts von Silas' Verstimmung und boxte seinen Freund gutmütig in die Seite.

„Gar nicht so einfach, den barmherzigen Samariter zu spielen, was?“

Silas schüttelte den Kopf. Sophia wunderte sich. Sonst ließ sich Rahels Bruder so ein Stichwort aus der Bibel nicht entgehen, ohne mindestens einen kurzen Kommentar dazu abzugeben. Meist erzählte er sogar die ganze Geschichte. Vor allem, da sie das Gleichnis gerade erst ausführlich im Teenkreis besprochen hatten. Hatte er seine Sprache verloren? Er war doch hier bei so einer Übung ganz in seinem Element. Schließlich wollte er Krankenpfleger oder Arzt werden und wusste schon eine ganze Menge für einen Vierzehnjährigen. Sophia guckte Silas nachdenklich an. Doch der wich ihrem forschenden Blick schnell aus.

„Sollen wir noch aufräumen helfen?“, fragte Ronny Werner.

„Nein, das machen heute die Feuerwehrleute und das Rote Kreuz. Wir sind zusammen mit der DLRG für die körperliche Stärkung zuständig. Hinter der Halle, auf der anderen Seite, ist der Grillplatz. Wir bauen da alles auf und sehen zu, dass das Feuer in Gang kommt."

„Was meinst du, kann ich diese krasse Glasscherbe behalten?", fragte Rahel und guckte zu ihrem Bruder. „Möchte Mamas Gesicht sehen, wenn ich so nach Hause kom...me."

Sie stockte, als sie Silas' entsetzten Blick bemerkte.

„Die Scherbe musst du leider abgeben", bedauerte Gabrielle. „Die wird wiederverwertet. Den Rest kannst du behalten."

„Mama weiß ja zum Glück, wo wir gewesen sind und was wir hier gemacht haben", murmelte Silas jetzt endlich.

„Das wusstest du ja auch", zog Rahel ihn auf. „Oder hattest du das vergessen?"

Silas schluckte und schüttelte den Kopf. Seine Schwester erschrak, als sie plötzlich begriff, dass er mit den Tränen kämpfte. „Tut mir leid. Ich und mein loses Mundwerk", entschuldigte sie sich sofort und versuchte, den Arm um ihn zu legen. Doch ihr Bruder schüttelte ihre Hand ab.

„Schon gut", behauptete er und folgte langsam dem Pastor der SEGE, der sich schon in Richtung Grillwiese in Bewegung gesetzt hatte.

Rahel blieb ratlos an seiner Seite. Vor den Geschwistern gingen Ronny und Sophia. Sie unterhielten sich mit Samuel und Dorkas. Den vier Jugendlichen fiel nicht auf, wie schweigsam die Schmickler-Geschwister hinter ihnen herschlichen. Am Picknickplatz angekommen versuchte Silas, sich von seinem Misserfolg abzulenken, indem er fleißig mit Ronny Tische und Bänke aufbaute. Die anderen klebten Papiertischdecken fest und stellten Teller und Gläser an die Plätze. Dann verteilten sie Ketchup, Senf, Limonaden- und

Wasserflaschen. Zum Schluss trugen sie die Salate, Brot und Nachtisch aus dem Vereinsheim und platzierten alles auf den beiden breiteren Tischen vor Kopf, die als Buffet dienten. Gabrielle suchte nach Vorlegebesteck. Werner und Herr Steinmetz hatten inzwischen die Würstchen ausgepackt und die Grillzangen gefunden. Als der Übungsplatz aufgeräumt war, zog bereits ein köstlicher Duft durch die Luft. Kurz darauf waren die Würstchen so weit. Dampfend lagen sie auf großen Platten. Die Teenies suchten sich einen Tisch, an dem sie zusammensitzen konnten. Unter den vielen jungen Erwachsenen der Hilfsorganisationen fühlten sie sich wie unerfahrene Küken. Silas kam als Letzter am Tisch an und geriet auf den Platz genau gegenüber von Werner und dem DLRG-Typen. Die beiden etwa gleich alten Männer unterhielten sich angeregt. Offenbar hatte Werner die Geschichte vom barmherzigen Samariter zum Besten gegeben, denn Herr Steinmetz bedankte sich gerade für die Zusammenfassung. Silas hörte den Männern nur mit halbem Ohr zu.

„Ja, natürlich war mir der Name der Geschichte als Redensart geläufig, aber die Details, die sind ja doch eher unbekannt", gab Herr Steinmetz zu. „Ich hatte ganz vergessen, dass da jemand unter die Räuber gefallen und halb tot liegen gelassen worden war." Der Leiter der Übung gönnte sich eine doppelte Portion Gewürzketchup. „Und dass erst der dritte Helfer, der vorbeikommt, dieser Samariter, also, dass erst der Erste Hilfe leistet ... Tragisch."

„Das geht vielen so", sagte Werner. „Die meisten Menschen heutzutage wissen auch mit den Begriffen Priester, Levit oder Samariter nicht mehr viel anzufangen. Aber ich finde, die jungen Leute sollen ruhig einmal gründlich über die Grundlagen nachdenken, auf denen unsere Gesellschaft aufgebaut ist. Vieles wissen wir einfach nicht mehr richtig zu schätzen."

Herr Steinmetz nickte. *Werner klingt fast wie Papa,* dachte Silas seufzend. Herr Schmickler war Rechtsanwalt und verwendete die Begebenheit mit dem barmherzigen Samariter gerne, um den Tatbestand der unterlassenen Hilfeleistung anschaulich zu erklären. Seine Kinder kannten die Geschichte, seit sie drei waren, und Silas wusste natürlich auch, dass mit dem Priester ein jüdischer Geistlicher und mit dem Leviten ein Tempeldiener gemeint war. Beide Männer, die an dem sterbenden Mann einfach vorbeigingen, ohne zu helfen, übten Berufe aus, die in Israel hoch angesehen waren. Oh Mann, wie schlecht hatte er, Silas, über diesen Priester und den Leviten gedacht, die ihrer Pflicht nicht nachgekommen waren, die sogar feige die Straßenseite gewechselt hatten, als sie den Verwundeten sahen. *Wie kann man nur?,* hatte er sich gefragt und sich selbst natürlich in dem Samariter wiedererkannt, der Mitleid mit dem Verletzen hatte und seine Wunden verband. Er versuchte doch auch, seinem Nächsten zu helfen, wie Mama und Papa und Opa. Aber nie hatte er mit solch einem Blackout gerechnet. Dass er solche Angst haben könnte, einen Fehler zu machen, dass sein Gehirn aussetzte. Vielleicht hatten die beiden Typen, der Priester und der Tempeldiener, auch nur Angst gehabt, genauso wie er. Angst vor den Räubern, die vielleicht noch in der Nähe lauerten, oder Angst, etwas falsch zu machen. Angst, dass man ihnen und ihrer unqualifizierten Hilfe die Schuld geben würde, wenn der Mann starb.

„Silas?"

Er hörte auf, mechanisch in dem fantastischen Kartoffelsalat herumzustochern, und guckte hoch. Werner sprach mit ihm.

„Sei nicht zu streng mit dir, okay? Jeder macht Fehler, das ist normal. Du hast dir Mühe gegeben und versucht, das Gelernte anzuwenden. Das muss nicht immer auf Anhieb klappen. Hab ein bisschen Geduld mit dir. Gott hat sie auch."

Na super, der Pastor hatte ihn durchschaut. Silas nickte krampfhaft und versuchte, zuversichtlich auszusehen, auch wenn er sich kläglich fühlte.

Wenn mir das schon in einer Übung passiert, was ist dann, wenn es ernst wird? Kann ich überhaupt daran denken, Krankenpfleger oder Arzt zu werden?, dachte er.

Werner unterdrückte ein Schmunzeln.

„Demut und Respekt vor einer Aufgabe schaden nicht, Silas", sagte er, und Silas überlegte ernsthaft, ob Werner Gedanken lesen konnte.

„Weißt du noch, was den Samariter vom Priester und Leviten unterschied?", fragte der Pastor.

„Äh ...? Dass er das Richtige getan hat?"

„Ja, natürlich. Aber sein richtiges Tun war nur die Folge."

„Wovon?"

„Die Folge seiner inneren Haltung. ‚Er hatte Erbarmen', heißt es in dem Text. Sein Mitgefühl ließ ihn barmherzig handeln. Es war stärker als seine Bedenken oder Ängste. Nur wer kein Mitgefühl hat, scheidet als Krankenpfleger aus." Werner schob sich eine Wurstscheibe in den Mund und grinste. „Übrigens auch als Pastor. Jetzt iss mal etwas. Umgerührt hast du den Salat jedenfalls genug."

Silas musste wider Willen lachen, und tatsächlich ging es ihm kurz darauf mit vollem Magen besser. Er überstand sogar die Nachbesprechung der Übung, bei der jeder sagen konnte, wie er sich gefühlt hatte und was er gut oder schlecht fand, bis Herr Steinmetz ihn persönlich ansprach.

„Silas? Du weißt doch bestimmt, dass die Bewusstlosigkeit die größere Gefahr für den Verletzten ist. Also bringt man ihn zuerst in die Seitenlage, und danach kommt das Verbinden, oder?"

Silas wusste sofort, worum es ging: die Glasscherbe in Rahels Oberschenkel.

„Ja, klar“, murmelte er zerknirscht.

„Warum hast du es dann andersherum gemacht?“

„Ich ... ich hab gesagt, die muss in die Seitenlage“, ergänzte Onkel Anton grinsend.

Und ich habe es trotzdem falsch gemacht, dachte Silas

„Das war meine Schuld“, sagte Rahel großzügig. „Ich war aus der Rolle gefallen und habe gelacht.“

„Nein. Das ist keine Entschuldigung“, widersprach Silas seiner Schwester. „Ich weiß das eigentlich. Tut mir leid.“

„Ich werd verrückt! Das muss dir doch nicht leidtun!“, polterte Herr Steinmetz los. „Deswegen machen wir das Ganze doch hier, Silas. Nur Übung macht den Meister. Wenn jeder schon alles könnte, wäre ich ja nutzlos.“ Er lachte dröhnend. „Also, Quatsch, junger Mann. Im Großen und Ganzen hast du es gut gemacht. Klar?“

Herr Steinmetz sah ihn erwartungsvoll an. Silas biss die Zähne zusammen, zog die Mundwinkel hoch und nickte. Zufrieden wandte sich der Übungsleiter nun anderen Teilnehmern zu. Eine halbe Stunde später war auch die Besprechung geschafft. Silas atmete auf.

„Wie kommt ihr nach Hause?“, fragte Werner. „Es ist schon 16 Uhr. Sollen Gabrielle und ich euch auch mitnehmen?“

„Nö, ich bin mit dem Rad hier“, lehnte Ronny ab. Er zog seine gelbe Warnweste über und setzte seinen Helm auf. „Ich brauche noch etwas Bewegung.“

„Und wir vier fahren zusammen mit dem Zug“, erklärte Rahel. „Wir haben alle unser Monatsticket. Sophia schläft heute bei uns. Wir sehen uns morgen im Gottesdienst.“

„Na, dann bis morgen“, sagte Gabrielle.

Samuel und Dorkas folgten ihr und hoben nur die Hand zum Abschied.

„Tsch... Tschö mit ö“, rief Onkel Anton ihnen hinterher.

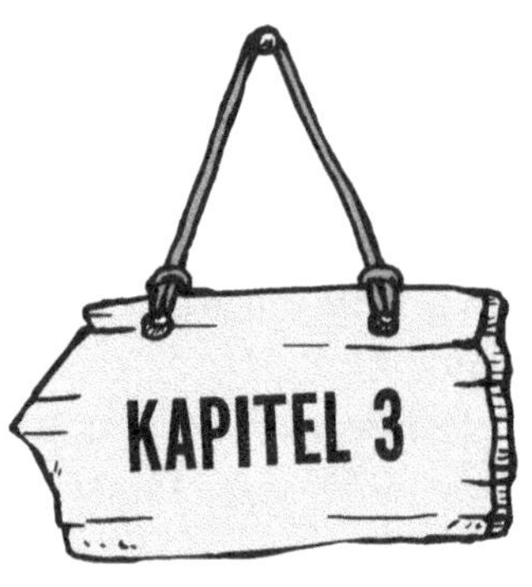

DER ERNSTFALL

„Wann ist eigentlich unser nächstes Detektei-Treffen?“, fragte Ronny. „Ich komme morgen ja nicht zum Gottesdienst.“

„Montag, wie immer um sechzehn Uhr in unserer Zentrale?“, schlug Sophia vor und zog den Griff an ihrem kleinen Rollkoffer hervor, um ihn besser hinter sich herziehen zu können. „So viele Hausaufgaben wird es hoffentlich nicht geben.“

„Und wenn schon ...!“, schnaubte Rahel. „Ich vermisse unseren alten roten Bus im Wald schon. Wir müssen uns wirklich öfter da treffen. Noch ist es warm genug, im Winter können wir das sowieso vergessen. Da frieren wir da draußen fest.“

„Wenn uns nicht einfällt, wie wir das Auto heizen können“, stimmte Sophia ihrer besten Freundin zu.

Den ausrangierten Caritas-Bus hatte Peter Schmickler, der beste Opa der Welt, spendiert und mitten im Familienwald aufgestellt, um seinen Enkeln das Einleben am neuen Wohnort zu erleichtern. Rahel und Silas waren nämlich erst vor einigen Monaten mit ihren Eltern von Dortmund nach Brehl gezogen. Das verschlafene Eifeldorf hatte ganze 1026 Einwohner, die jeden Zugezogenen argwöhnisch beäugten.

Vor allem, wenn er nicht katholisch war. In dem Bus war man vor neugierigen Nachbarblicken geschützt. Bis die Renovierung von Papas altem Elternhaus abgeschlossen war, hatten die Geschwister zusammen mit Onkel Anton und Opa Peter in dessen modernem Haus genau gegenüber des alten Schmicklerhofes gewohnt. Erst seit einer Woche waren sie wieder mit Mama und Papa in dem Altbau vereint, in dem Papa schon als Kind herumgelaufen war. Seit dem Umbau hatten sogar zwei Kanzleiräume dort Platz, in denen ihr Vater, Rechtsanwalt Paul Schmickler, an ein paar Tagen pro Woche Klienten empfangen konnte. Dadurch war er öfter zu Hause. Das war jedenfalls die Idee ihrer Eltern gewesen. Das Beste am Einzug in den renovierten Schmicklerhof aber war, dass Mama Hannah für ihre Gesangsübungen weiter das Klavier in Opas Wohnzimmer benutzte. Als Profisopranistin musste sie diese täglich absolvieren, was einem Mitbewohner ziemlich auf die Nerven gehen konnte. Auch Silas spielte seine Klarinette meistens drüben, auf der anderen Seite des Hofes, weit weg von Rahels empfindlichen Ohren. Das Allerbeste an Brehl aber war die Detektei Anton, die sie vor einem knappen halben Jahr mit ihren neuen Freunden, Sophia und Ronny, gegründet hatten. Seither hatten sie bereits vier Fälle aufklären können.

„Montag? Da war doch was", überlegte Silas gerade laut.

„D... da seid ihr bei uns", warf Anton ein.

„Ach ja, genau. Da ist der Dreck-weg-Tag an Rhein und Brehl", fiel es Silas ein. „Und wir vier helfen bei der Caritas-Werkstatt."

„W... wir machen das Ufer sauber."

„Yepp", meinte Sophia. „Tut mir leid, Anton, das hatte ich ganz vergessen. Bin natürlich dabei."

„Wir sollten uns jetzt trotzdem beeilen", drängte Silas nach einem Blick auf die Uhr. „Unser Zug fährt gleich, und der nächste kommt erst dreißig Minuten später."

„Dann trabt mal schön zum Bahnhof. Ich wette, ich bin eher zu Hause", sagte Ronny und verschwand blitzartig.

„Dafür müssen wir danach nicht duschen", maulte Rahel, aber Ronny hörte es nicht mehr.

Fast eine Stunde später liefen die drei Jugendlichen mit Onkel Anton auf das kleine Gehöft in der Waldstraße 35 zu, das in Brehl lag. Brehl gehörte zum Städtchen Burgenach. Hinter dem größten Ortsteil, Burgenach Stadtmitte, in dem sich auch die Schule befand, die alle Mitglieder der Detektei besuchten, floss die Brehl in den Rhein. Das ganze Tal war nach diesem kleinen Fluss benannt.

„Seltsam", meinte Silas und steckte den Schlüssel in die Haustür. „Es ist abgeschlossen. Ich dachte, Papa hätte heute frei?"

„Er hat es sich anders überlegt", antwortete Rahel, die an ihm vorbeigegangen war und als Erste den Zettel an der Zwischentür gesehen hatte. „Ist in Leverkusen. Wenn es stimmt, was hier steht und er nicht noch mehr Überstunden macht, müsste er aber jeden Augenblick wiederkommen."

„Ist eure Mutter auch nicht da?", fragte Sophia und stellte ihren Koffer in der Diele ab.

„Wohl noch nicht. Sie wollte nach dem Konzert in Düsseldorf noch kurz ihre Eltern besuchen, wenn sie schon mal bei Oma und Opa in der Nähe ist. Sie müsste jeden Moment kommen." Rahel machte das Licht an. „Gehst du rüber in euer Haus, Anton?"

„Nö, Papa is nich da. D... der wollte ... einkaufen. Ich ... ich hab keinen Schlüssel."

„Wir aber." Silas nahm Opas Zweitschlüssel vom Haken und reichte ihn Anton. „Lass wenigstens Caruso in den Garten, der spielt sonst verrückt."

Rahel runzelte die Stirn.

„Bist du sicher, dass Opa ihn nicht mitgenommen hat?"

„Zum Einkaufen? Das macht er doch sonst auch nie."

„Komisch. Ich habe ihn aber gar nicht bellen gehört. Der merkt doch sonst immer, wenn einer auf den Hof kommt", wunderte sich Rahel.

„I... ich geh rüber", verkündete Onkel Anton und klimperte mit dem Schlüssel.

„Tschüss, bis morgen", verabschiedete sich Sophia.

Sie hängte ihre Jacke an die Garderobe und zog sich die Schuhe aus. Dann fasste sie ihren Koffer, um ihn die Treppe hinaufzutragen. Doch sie kam nicht dazu, denn Anton war schon wieder zurück und klingelte Sturm.

„Du meine Güte, was ist denn?", fragte Rahel, die die Tür aufriss.

„Ca... Ca...ruso ist weg!", stammelte ihr Onkel aufgeregt.

„Na klar, dann ist er doch mit Opa unterwegs. Siehst du, Silas", wandte Rahel sich an ihren Bruder, „Opa hat den Hund doch mit zum Einkaufen genommen!"

„N... Nein! Hat er nich", schnauzte Anton seine Nichte an. „I... Ich such den jetzt."

Er drehte sich um und ging über den Hof zurück.

„Was ist denn mit Anton los?", wunderte sich Rahel und griff nach ihrer Jacke. Sophia zog sich die Schuhe wieder an.

„Warte doch! Wir helfen dir", rief Silas seinem Onkel hinterher.

Doch Anton hörte nicht. Er betrat Opas Haus, ließ die Tür hinter sich offenstehen und ging sofort in den Schmutzraum, in dem seine Arbeitssachen hingen. Dort kramte er geräuschvoll nach einer Taschenlampe, obwohl es eben erst dämmerte. Dabei redete er mit sich selbst. Rahel, Silas und Sophia waren ihm nachgegangen und versuchten, ihn zu beruhigen. Es war vergeblich. Plötzlich runzelte Rahel die Stirn.

„Seid mal still!", verlangte sie.

Sophia und Silas verstummten.

„W... Was denn?!", fragte ihr Onkel ungeduldig.

„Pst! Hört ihr das? Da winselt ein Hund. Es kommt aus dem Garten!", behauptete Rahel.

Tatsächlich. Jetzt war auch Anton still, und man konnte deutlich das Geräusch hören. Sofort vergaß Anton die Taschenlampe und stürmte nach draußen. Er stieß das Törchen auf, das in den Gemüsegarten führte, und rief nach seinem Hund. Die anderen drei folgten ihm. Nur Silas dachte daran, den Haustürschlüssel mitzunehmen. Er steckte ihn in seine Hosentasche, als das Winseln in ein klägliches Jaulen überging. Caruso versuchte so, seinem Herrchen zu antworten. Aber er klang gar nicht gut. Silas rannte in den Garten. Die anderen standen hinter einem großen, dichten Beet mit Herbstastern. Oma, Antons und Papas Mutter, hatte sie immer gerne gepflückt und überall im Haus in Vasen aufgestellt, als sie noch lebte. Sophia weinte, und Rahel war ganz blass. Anton bekam keinen Ton mehr heraus. Als Silas um die Blumen herum war, sah auch er den Hund. Der große schwarze Schnauzer lag platt auf der Seite und hechelte schwach. Vor ihm lag Erbrochenes, und Durchfall schien er auch zu haben. Er zitterte, und ab und zu krampfte er sogar. Dann wurde er kurz ganz steif, und Speichel floss aus seiner haarigen Schnauze. Onkel Anton war kreideweiß im Gesicht geworden.

„W... was h... hat der, Rahel?", fragte er wie ein kleines Kind.

„Ich ... ich weiß nicht", antwortete Rahel und kniete sich neben Caruso. Sie hielt sich mit einer Hand die Nase zu. Mit der anderen strich sie dem Hund über den Kopf und versuchte, ihn zu beruhigen. Vor seiner Schnauze bildete sich jetzt etwas Schaum.

„Fass das nicht an!", sagte Silas laut, und Rahels Hand zuckte zurück.

„Was denn?", fragte sie.

„Das da: den Schaum. Vielleicht hat der Hund etwas Giftiges gefressen. Dann kann der Schaum auch gefährlich für dich sein. Pass also auf!"

„Ja, ist gut", sagte Rahel nickend und streichelte vorsichtig über Carusos Rückenfell.

„Super. Mach das weiter und rede ihm gut zu", sagte Silas.

„Okay."

„Sophia?"

„Ja, Silas?"

„Ruf bitte Frau Doktor Foggler an, oder nein, such den Tierarzt raus, der heute Notdienst hat. Sag, dass wir gleich mit einem Notfall in die Praxis kommen." Silas starrte auf den seltsamen Schaum. „Wahrscheinlich eine Vergiftung. Sie werden alles vorbereiten."

„Geht klar!"

„Wie willst du denn Caruso dahinkriegen?", fragte Rahel, während Sophia sich wegdrehte und ihr Smartphone bediente.

„I... Ich kann den fahren. M... mit m... meinem Ellenator", stotterte Onkel Anton. Er besaß ein Mini-Auto, das höchstens fünfundzwanzig Stundenkilometer fuhr, und auch die erforderliche Fahrerlaubnis dafür. Der Ellenator, benannt nach seinem Erfinder Wenzeslaus Ellenrieder, war in den Farben seines Lieblingsfußballvereins Borussia Dortmund lackiert: schwarz-gelb. Normalerweise war Anton ein sicherer Fahrer, doch jetzt widersprach ihm sein Neffe.

„Nein. Du fährst auf gar keinen Fall, Anton. Dann nehmen wir lieber ein Taxi."

„W... Warum nicht!?", fragte Anton wütend.

„Weil du viel zu aufgeregt bist. Ich rufe Papa an, vielleicht ist er schon fast hier."

„I... ich kann Auto fahren!", beschwerte sich Anton.

Aber auch Silas tippte jetzt auf seinem Handy herum. Er schickte ein Stoßgebet zum Himmel, dass Papa erreichbar und in der Nähe war.

„Können wir ihn nicht irgendwie noch mal zum Erbrechen bringen? Finger in den Hals oder so?", fragte Rahel leise. „Damit das Gift rauskommt."

Silas schüttelte den Kopf.

„Wir können doch Handschuhe nehmen!"

„Nein, das funktioniert bei Hunden nicht. Mit dem Finger kann man die nicht zum Erbrechen bringen. Außerdem kann der Mageninhalt gefährlich sein. Papa? Gott sei Dank! Wann bist du zu Hause?"

Herr Schmickler war ans Telefon gegangen. Silas wartete die Antwort ab, und alle lauschten gespannt.

„In fünf Minuten. Gut", sagte Silas.

„D... Das is zu spät, Mann", schimpfte Onkel Anton. Er hatte nicht wirklich eine Vorstellung davon, wie viel Zeit fünf Minuten bedeuteten.

„Nein, Anton", beruhigte ihn Rahel. „Keine Angst. Das geht ganz schnell."

„Die Tierärztin weiß Bescheid", meldete Sophia. „Frau Foggler hat Dienst."

„Klasse, das ist die nächste Praxis in Burgenach. Es ist nicht weit. Siehst du, Anton, alles wird gut", tröstete Rahel ihren Onkel.

„A... Aber, wenn das trotzdem zu ... zu spät ist?"

Rahel wusste nicht, was sie darauf sagen sollte. Während Rahel schwieg, telefonierte Silas weiter:

„Wir brauchen Hilfe, Papa. Caruso wurde vergiftet, wir müssen ihn zum Tierarzt bringen. So schnell wie möglich", sagte Silas. „Nein, er kann nicht mehr laufen."

„B... Beeil dich!", rief Anton in das Telefon.

„Aber fahr trotzdem vorsichtig", bat Silas und legte auf.

Sein Onkel sah ihn unruhig an.

„F... Fünf Minuten is schnell“, stotterte er. „Ra...hel sagt, das is schnell.“

„Ja, Anton, Rahel hat recht“, antwortete Silas und hockte sich neben den kranken Hund.

„Komm, Anton, wir schauen mal in der Scheune nach einem großen Brett, das wir als Trage benutzen können, um Caruso ins Auto zu schaffen“, schlug Rahel vor. „Er wiegt eine ganze Menge.“

„Gute Idee“, sagte Sophia.

Zu dritt zogen sie los, während Silas bei dem Hund blieb. Kurz darauf waren sie mit einer der Schaltafeln zurück, die Opa für die Renovierung benutzt hatte.

„Super“, freute sich Silas, „die hat genau die richtige Größe.“

„Einen Meter fünfzig lang“, schätzte Rahel. „Das kriegen wir ins Auto.“

Mit vereinten Kräften hievten sie den kranken Hund Stück für Stück auf die improvisierte Trage. Caruso ließ alles über sich ergehen. Gerade als sie es geschafft hatten, fuhr Paul Schmickler mit quietschenden Reifen auf den Hof, stieß die Fahrertür des Volvo auf und sprang aus dem Wagen. Wie immer, wenn er beruflich unterwegs war, trug er einen dunklen Anzug. Nur die schicken Herrenschuhe hatte er für die Autofahrt gegen bequeme Treter eingetauscht. Anton lief seinem großen Bruder entgegen, der wie eine jüngere Ausgabe des Fußballtrainers Jürgen Klopp aussah.

„D... Der ha... hat Gift gefressen!“, erzählte er aufgeregt.

„Ich weiß“, sagte Papa und folgte Anton in den Garten.

Dort bückte er sich sofort und fasste mit an, um Caruso mit seiner Trage hochzuheben. Anton stand hilflos daneben.

„P... Passt auf!“, rief er, als Silas und sein Vater stöhnend das Schalbrett anhoben.

„Demnächst kriegst du weniger zu fressen", versprach Papa Caruso keuchend.

Da er viel größer als Silas war, konnte er sich kaum aufrichten. Herr Schmickler musste mit gekrümmtem Rücken laufen, wenn die Hundetrage einigermaßen in der Waagerechten bleiben sollte. Doch immerhin konnte er sehen, wohin er trat. Silas dagegen tastete sich rückwärts den kleinen Hang zum Törchen hinunter. Er wollte Caruso im Auge behalten, damit er nicht aus Versehen von der Trage rutschte, falls die in Schieflage geriet. Papa war in praktischen Dingen manchmal etwas unbeholfen. Doch jetzt klappte alles. Rahel hatte die hintere Tür des Volvo schon geöffnet und half ihrem Bruder, sein Ende des Brettes auf dem Rücksitz abzustellen. Mit vereinten Kräften schoben sie dann den Patienten in den Innenraum. Es passte haargenau. Nur ein paar Zentimeter Holz mehr und die Tür wäre nicht mehr zugegangen. Anton stieg auf den Beifahrersitz, und Silas schlüpfte neben Caruso.

„Ich fahre mit", entschied er.

„Was hast du mit deinem Bein gemacht?", fragte Papa plötzlich. Dann wanderte sein Blick auf Rahels nun etwas schief sitzenden Kopfverband.

„Äh, das ist nur geschminkt. Du weißt doch: Teenkreis, Übung, Andernach?"

„Übung? Ich verstehe nur Bahnhof. Bist du so etwa mit dem Zug gefahren?"

„Äh, ja. War der Knaller ...", sagte Rahel und sah im Geiste noch die Gesichter der anderen Passagiere vor Auge. *Auch ohne Scherbe.* Aber Papa hörte die Antwort nicht mehr, denn er hatte bereits den Motor gestartet und die Tür zugezogen.

„Wir warten auf Opa und Mama", rief Rahel dem abfahrenden Wagen hinterher.

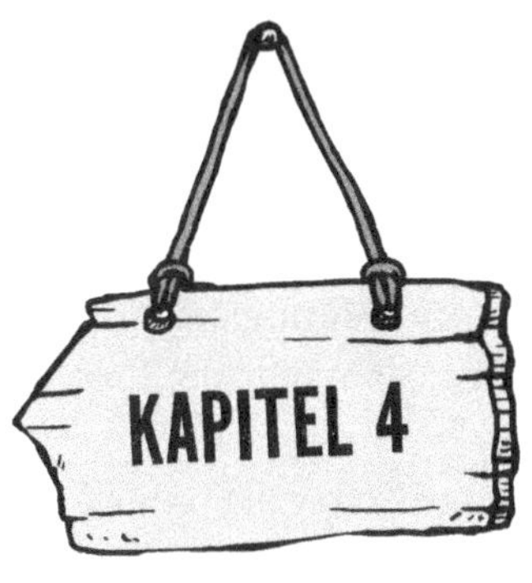

IN EIGENER SACHE

Als die Rücklichter nicht mehr zu sehen waren, legte Sophia ihrer Freundin die Hand auf die Schulter.

„Sollen wir uns den Garten mal etwas genauer ansehen?“, schlug sie vor.

„Auf jeden Fall! Vielleicht finden wir die Reste von Carusos vergifteter Mahlzeit.“ Rahel nickte grimmig und riss sich den Verband vom Kopf. „Die Detektei Anton ermittelt diesmal in eigener Sache.“

Froh, etwas tun zu können, holte sie zwei Taschenlampen aus ihrem Zimmer. Sie waren heller und hatten eine größere Reichweite als die kleinen Handyleuchten. Doch so lange und gründlich die beiden Freundinnen auch suchten und dabei jeden Stein und sogar Opas gesamten Brennholzstapel umdrehten, es fanden sich keinerlei Spuren eines Giftköders: keine Schnur, mit der man etwas hätte festbinden können, keine Tierhaare, Federn oder sonst irgendetwas. Erschöpft hörten sie schließlich auf und setzten sich auf die Bank vor Opas Haustür.

Rahels Handy klingelte.

„Ja?“, fragte sie und stellte das Telefon laut, damit Sophia Silas’ Stimme hören konnte.

„Hi", begann Silas. „Caruso geht es so weit gut. Es ist wirklich eine Vergiftung. Die Ärztin hat den Magen ausgepumpt und ihm ein Beruhigungsmittel gegeben. Jetzt müssen wir abwarten, wie er die nächsten Tage übersteht. Er bleibt bei ihr in der Praxis."

„Wie geht es Anton?", fragte Sophia.

„Besser." Silas machte eine kleine Pause und stöhnte. „Wir müssen ihn nur noch davon überzeugen, dass er wieder mit nach Hause kommt."

„I... ich bleib hier", hörten sie Anton im Hintergrund protestieren.

„Der Arme", seufzte Sophia.

„Hat die Ärztin auch eine Probe von dem Mageninhalt genommen?", hakte Rahel nach.

„Ja, schon geschehen."

„Und kann man das Gift analysieren lassen?"

„Das ist wohl so üblich. Geht direkt zur Bestimmung ans Labor."

„Prima."

„Dauert allerdings ein paar Tage. Aber stellt euch vor: Frau Foggler hat auch erzählt, dass sie gestern und vorgestern noch andere Vergiftungsfälle hatte. Zwei Katzen."

„Echt jetzt?", rief Rahel.

„Ja."

„So was Gemeines", sagte Sophia. „Wer vergiftet denn Tiere? Und warum?"

„S... Sag Rahel: Ich komm nich mit!", schimpfte Anton aus dem Handy. „Ich nich!"

Silas seufzte.

„Ich muss Schluss machen, Rahel. Bis gleich."

„Bis gleich."

Nachdenklich legte Rahel ihr Handy neben sich auf die Bank und zog den Reißverschluss ihrer Jacke höher.

„Ich verstehe das nicht. Dass Katzen einen Köder fressen, okay. Aber Caruso? Der nimmt absolut nichts von Fremden an. Er frisst nur, wenn Opa es ihm erlaubt. Und Opa ist nicht da."

„Könnte es etwas besonders Unwiderstehliches gewesen sein? So wie für uns Mousse au chocolat?" Sophia leckte sich die Lippen. „Dann frisst Caruso es halt trotzdem."

„Ja, klar, vielleicht so ein leckeres, halb verwestes Tier."

„Bah! Rahel! Du bist widerlich." Sophia verzog angewidert das Gesicht.

„Ich?" Rahel grinste. „Ich kann doch nichts dafür, wenn Hunden so ein Madencocktail schmeckt."

„Rahel!", rief Sophia und guckte empört.

In diesem Moment kam Pit Schmickler mit seinem alten Ford auf den Hof gefahren. Rahel bekam ein flaues Gefühl im Magen. Sie mochte es nicht, ihrem Opa schlechte Nachrichten zu überbringen. Der ehemalige Polizist stieg aus und sah den Mädchen sofort an, dass etwas nicht in Ordnung war. Er sparte sich eine Begrüßung.

„Raus mit der Sprache. Was ist los?", fragte er.

„Ach, Opa, der arme Caruso ist vergiftet worden!", rief Rahel, und Tränen stürzten ihr in die Augen. „Wir haben ihn ganz krank im Garten gefunden, hinter Omas Blumen."

Opa drückte sie fest und sah dann besorgt zu Sophia. Die berichtete, was sie bisher von der Tierärztin wussten. Dann halfen sie Opa, die Einkäufe ins Haus zu bringen. Herr Schmickler Senior blieb erstaunlich ruhig. Es hätte zwar auch nichts genützt, sich aufzuregen, trotzdem bewunderte Rahel ihren Opa für seine Gelassenheit. Das gab auch ihr irgendwie Zuversicht. Als alles weggepackt war, lud er die Mädchen ins Haus ein und deckte den Tisch gleich für sieben Leute.

„Opa, wir haben gerade erst gegrillt. Ich glaube nicht, dass ich auch nur einen Bissen herunterbekomme", protestierte seine Enkelin.

„Schon gut, Rahel. Silas und Anton werden trotzdem Hunger haben und deine Eltern sowieso. Außerdem tut es uns gut, einfach so ein bisschen am Tisch zusammenzusitzen." Opa seufzte. „Das lenkt uns ab. Besonders Anton. Ihn nimmt so etwas immer furchtbar mit."

„Okay. Wenn es Anton hilft, dann bleiben wir."

Rahel nahm das Brot aus dem Brottopf und schnitt mit dem Messer ein paar Scheiben ab. Sie waren alle fast gleich dick. Sonst kriegte das nur Opa hin.

„Du, Opa?", fragte sie, während sie die Scheiben in den Brotkorb legte. „Ich dachte, Caruso nimmt nichts von Fremden. Er ist doch so gut ausgebildet, dass er sogar Drogen erschnüffelt. Wie kann das sein, dass er sich trotzdem vergiftet? Haben wir giftige Pflanzen im Garten?"

„Darüber habe ich auch schon nachgedacht. Caruso frisst nur Gras, wenn er Bauchweh hat. Andere Pflanzen rührt er nicht an, egal, wo sie wachsen. Sein Anti-Giftködertraining verhindert allerdings nur, dass er etwas vom Boden aufnimmt, wenn ich dabei bin. Er würde sich zwar nicht von einem Fremden durch den Zaun füttern lassen. Aber den Garten selbst sieht er als sein Revier an. Wenn ich nicht dabei bin, ist er der Chef. Ein Stück Fleisch oder einen angemoderten Knochen lässt sich kein Hund entgehen, wenn er darauf Lust hat. Der Geruch ist für ihn unwiderstehlich."

„Das wäre aber richtig fies", meinte Sophia empört. „Dann hätte sich ja jemand richtig Mühe gegeben, um ausgerechnet Caruso zu vergiften!"

„Ja, da muss schon eine Menge Hundehass oder kriminelle Energie dahinterstecken. Vor allem kann ich mir nicht denken, wer uns das antun sollte."

Rahel schüttelte den Kopf. „Mir fällt auch niemand ein."

„Ich hoffe so sehr, dass Caruso wieder ganz gesund wird", wünschte sich Sophia.

„Das ist die Hauptsache“, stimmt Rahel zu.

Trotzdem beschriftete sie in Gedanken bereits den nächsten Hefter für die Fallsammlung der Detektei Anton. *Achtung, Gift!* Das wäre ein passender Titel, fand Rahel. Sie würde nicht aufgeben, bis sie wusste, wer hinter dem feigen Attentat auf Caruso und die beiden Katzen steckte!

Sowohl der Samstagabend als auch der Sonntagvormittag vergingen voller Sorge um Caruso und ohne neue Erkenntnisse. Auch nach dem gemeinsamen Mittagessen und Kaffeetrinken konnte Frau Dr. Foggler noch keine Entwarnung geben. Im Moment war Carusos Kreislauf zwar stabil, aber man musste weiter abwarten. Seit Anton den Hund nach dem Gottesdienst kurz besucht hatte, sprach er ohne Pause von ihm.

„D... Der hat gar nicht gewedelt. G... gar nicht gewedelt, haste gehört, Sophia? D... Der hat Schmerzen. Schmerzen ohne Ende.“

„Ja, habe ich“, sagte Sophia, obwohl Anton gar keine Antwort zu erwarten schien, denn er redete einfach weiter.

Als Papas Bruder schließlich für das Ausräumen der Spülmaschine eine ganze Stunde brauchte, weil er immer wieder erzählte, wie sie Caruso gefunden hatten oder was die Tierärztin gesagt hatte, reichte es Opa.

„Anton, jetzt ist mal gut“, bestimmte er und nahm seinem Sohn das Geschirrtuch aus der Hand. „Entweder hörst du jetzt auf, oder du gehst raus. Ich weiß, dass du dir Sorgen machst, aber ...“

„Mann, ey!“

Anton drehte sich um, murmelte noch ein letztes „Schmerzen ohne Ende“ und knallte die Haustür hinter sich zu. Opa und Mama seufzten gleichzeitig. Kurz darauf klingelte es.

„Ich geh schon“, sagte Rahel. „Vielleicht hat er sich wieder abgeregt.“

Doch nicht ihr Onkel, sondern Bauer Langenhagen stand vor der Tür – von Kopf bis Fuß olivgrün gekleidet. Die Leibesfülle unter der Wildlederjacke war beträchtlich und das runde Gesicht unter dem Filzhut gerötet. Letzteres hatte nicht viel zu sagen, denn Rahel hatte den Mann noch nie mit einer anderen Gesichtsfarbe gesehen. Herr Langenhagen aß nicht nur gern und gut, sondern er wusste auch den Rotwein des Brehltales zu schätzen. Durch geschickte Landverkäufe und das nötige Quäntchen Glück war er zum reichsten Bauern im Tal geworden. Da er die Verwaltung seines Reichtums immer öfter einer kompetenten Steuerberaterin in Bonn überließ, hatte er genügend Zeit und Muße, sich Essen und Trinken schmecken zu lassen.

„Guten Abend, Kurt", begrüßte Opa den alten Bekannten und hielt die Tür auf. „Komm rein."

„Nein, danke, Pit. Ich war nur gerade in der Nähe und wollte fragen, ob du heute Abend mitgehst."

„Tut mir leid, Kurt, ich habe heute keinen Kopf für die Jagd. Caruso wurde wahrscheinlich vergiftet, und wir warten immer noch auf eine Nachricht von Frau Dr. Foggler, ob er über den Damm ist."

Herr Langenhagen stutzte und hob die Brauen über seinen kleinen Augen.

„Caruso? Vergiftet? Wann und wo?"

„Wir sind nicht sicher, wann. Aber es muss hier bei uns passiert sein. Ich hatte ihn nur kurz im Garten allein gelassen, als ich einkaufen fuhr."

„Manche Gifte wirken zeitverzögert. Hast du das auf dem Schirm, Pit? Vielleicht hat er es vorher gefressen?"

„Unmöglich. So etwas macht er nicht."

„Na, das ist übel. Dann muss ich heute wohl allein den Wildschweinen in meinem Revier den Garaus machen. Die haben sich wieder unglaublich vermehrt, obwohl das

Schwarzwild das ganze Jahr über bejagt werden darf. Die räumen mir sonst alle Felder leer. Habe keine Lust, die Wintersaat noch mal auszubringen. Ärgert mich schon genug, dass ich die Saatkrähen nicht ganzjährig schießen darf. Gebe zu, da habe ich auch schon mal an Gift gedacht ... ho, ho ..."

Er lachte so dröhnend wie der amerikanische Weihnachtsmann Santa Claus. Sein Bauch geriet ins Wackeln, und die altmodische Weste, die er trug, spannte gefährlich. Opa schmunzelte nur.

„Gibt es sonst etwas Neues?"

„Nein, Pit. Außer, dass ich den Wilderer immer noch nicht erwischt habe, der sich hier herumtreibt."

„Oh ja, gehört habe ich auch davon. Er wildert mit Vorliebe in deinem Revier?"

„Scheint so. Na ja, er kann ja kaum anders. Mir gehört der meiste Wald. Ho, ho, ho!", machte der grüne Santa Claus noch lauter als gerade. Die Hornknöpfe an seiner Weste bekamen große Lust, nachzugeben und sich in Geschosse zu verwandeln. Rahel ging vorsichtshalber aus der Schusslinie, doch der Wackelbauch gab seinen Sprengversuch auf, bevor die Knöpfe abplatzten. Der Bauer hörte auf zu lachen, und eine Weile unterhielten sich die Männer an der offenen Tür, während die kalte Abendluft in den Flur strömte. Rahel, Silas und Sophia zogen sich ins warme Wohnzimmer zurück.

„Ich finde es schrecklich, Tiere totzuschießen", sagte Sophia und nahm auf dem Sofa Platz. Sie guckte fast so angewidert wie gestern, als Rahel von toten Tieren und Maden erzählt hatte. „Macht dein Opa das etwa?"

„Ich glaube, du hast eine falsche Vorstellung von der Jagd", antwortete Silas. „Aber das hatte ich früher auch."

„Es ist wohl kaum falsch, wenn ich denke, dass es bei der Jagd darum geht, Tiere zu töten, oder?", fragte Sophia und stemmte die Hände in die Hüften.

„Man tötet ja nicht zum Spaß“, sagte Silas.

„Das wäre auch noch schöner.“

Sophia guckte kritisch. Bauer Langenhagen hatte sehr wohl Spaß gehabt, als er über die Krähen gesprochen hatte. Seine laute Stimme und sein Lachen waren nicht zu überhören gewesen.

„Außerdem machen die Jäger noch viel mehr“, ergänzte Rahel.

„Ach ja?“

„Sie sorgen zum Beispiel dafür, dass die Tiere gesund bleiben und einen guten Lebensraum haben.“

„In dem sie sie abschießen?“, fragte Sophia.

„Eben nicht nur“, seufzte Silas. „Aber Opa kann dir das bestimmt mal erklären. Nur heute Abend hat er, glaube ich, keine Lust zu diskutieren.“

Silas schaute auf den Flur. Nachdem sein Bekannter noch gute Besserung für Caruso gewünscht hatte, schloss Opa die Tür und kam ins Wohnzimmer.

„Weiß jemand, wo Anton hingegangen ist?“, fragte er in die Runde.

Mama füllte in der Küche die Reste des Essens in Plastikdosen und verstaute sie im Kühlschrank. Sie wusste nichts. Papa antwortete nicht einmal. Er hatte diesen abwesenden Blick, als wenn er in Gedanken ganz woanders wäre.

„Bestimmt ist er Holz hacken, ich glaube, ich habe Geräusche aus dem Schuppen gehört. Sollen wir mal nach ihm sehen?“, fragte Rahel.

„Das wäre lieb. Ich glaube, mir fehlt dazu im Moment die Geduld“, nahm Opa ihr Angebot an. Sofort stand Rahel auf.

Als die Mädchen die Schuppentür aufschoben, hieb Anton gerade mit voller Wucht auf ein Stück Holz. Die beiden Hälften flogen durch die Gegend.

„Schmerzen o... ohne Ende", redete Anton mit sich selbst, als er sich bückte und die Scheite ordentlich in einen kleinen Korb sortierte. Oder vielleicht sprach er auch mit Rahel, das konnte man nicht so genau sagen. Jedenfalls hatte er die Freundinnen entdeckt und wechselte das Thema.

„Fü... Für nen Zehner ver...kauf ich die! Haste gehört, Rahel?", erklärte er seiner Nichte, was er mit dem Holz vorhatte.

„Ja, super. Das lohnt sich."

„D... Der lag einfach so da. Einfach so." Schon war Anton wieder bei seinem Hund. „So is das eben. D... da kann man nix machen."

Rahel schwieg.

„N... Nix machen kann man da. Nur beten."

„Genau. Anton! Beten und darauf vertrauen, dass die Ärztin das Richtige tut", sagte seine Nichte.

Anton griff sich ein neues Stück Holz und legte es auf dem Hauklotz zurecht.

„W... Wie bei Gott is das. Wir mü... müssen ihm nur glauben."

„Richtig, Anton."

„N... Nur glauben, nix machen", wiederholte ihr Onkel und schwang die Axt.

Sophia guckte kritisch. Gar nichts machen? Na ja, klang das nicht etwas faul? Der Samariter hatte schließlich auch seinem Nächsten geholfen. Bisher war sie immer davon ausgegangen, dass Gott schon tatkräftige Nächstenliebe erwartete, wenn er gut auf einen zu sprechen sein sollte. Und die Zehn Gebote hatte er bestimmt auch nicht ohne Grund geschrieben ...

„D... Der hat schon alles gemacht", murmelte Anton.

„Ja, Anton, das hat er", bestätigte Rahel noch einmal. „Kommst du denn gleich wieder rein? Opa wartet auf dich, und du guckst doch so gerne das Sonntagsspiel", erinnerte Rahel ihren Onkel an die Fußballbundesliga.

„Ja, k... kann ich machen."

Anton war nie nachtragend.

„Okay, dann bis gleich."

Rahel und Sophia verließen den Schuppen.

„N... Nur glauben. G... Gott hat schon alles gemacht. Und der hatte auch Schmerzen o... ohne Ende", murmelte Anton vor sich hin, aber nur Sophia hörte es, als sie die Tür hinter sich schloss.

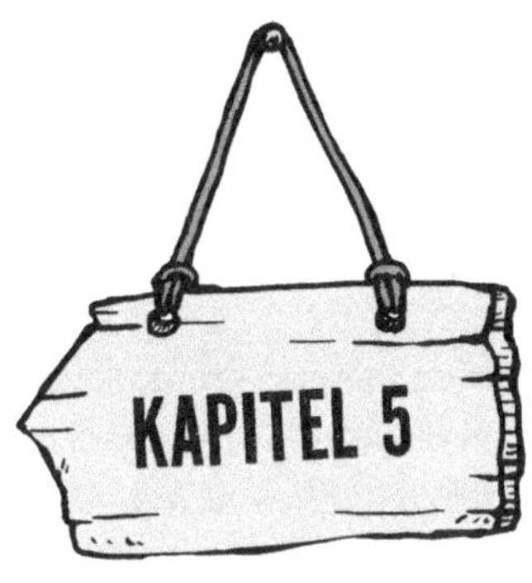

DER GANZ NORMALE WAHNSINN

Als Paul Schmickler am nächsten Morgen die Tür zu seinem Büro öffnete, erschrak er.

„Was ist denn hier los?", rief er und starrte auf das Chaos.

Der kräftige Herbststurm, der draußen tobte, fegte ungebremst ins Zimmer und wehte buntes Laub hinein. Auch die Papiere, die noch von der Arbeit am Samstag locker gestapelt auf dem Schreibtisch gelegen hatten, wirbelte er ordentlich durcheinander. Erst auf den zweiten Blick sah der Rechtsanwalt den Grund für die Unordnung: Das große Fenster, das ihm die fantastische Aussicht über Leverkusen bescherte, war wohl nicht richtig geschlossen gewesen, denn der Wind hatte es weit aufgedrückt. Da so früh am Morgen auch das Flurfenster gegenüber zum Lüften offenstand, herrschte plötzlich Durchzug.

„Oh nein! Welches Rindvieh war das denn?", rief Paul Schmickler und unterdrückte so eben noch ein Schimpfwort. „Wahrscheinlich ich selbst ... ich ... ah!"

Er schlug die Tür hinter sich zu und hechtete nach vorn. Im letzten Moment bekam er ein Aktenblatt zu fassen, das fast nach draußen geweht worden wäre.

„Gott sei Dank!", stöhnte er und drückte das Fenster zu. Dann starrte er in den dämmernden Morgen. „Das wäre eine Katastrophe gewesen."

Erleichtert stellte er seine Aktentasche ab und sammelte seine Unterlagen zusammen, um sie neu zu ordnen.

„Demnächst hefte ich alles wieder ab, bevor ich nach Hause gehe", schwor er sich, als er endlich mit dem Sortieren fertig war und zu seiner Kaffeemaschine ging.

Ein einzelnes Blatt war übrig. Herr Schmickler kannte es nicht und wurde auch nicht schlau daraus. Nachdenklich wendete er es hin und her, während der dampfende Kaffee in seinen nicht mehr ganz frischen Becher lief. Zahlen und Worte, die wie Namen klangen, säuberlich aufgeführt in einer Tabelle. Auf der Rückseite eine unleserliche, handschriftliche Notiz. Kleine Striche schwebten über den Buchstaben: Akzente, wie man sie im Französischen oder Italienischen verwendet.

„Seltsam."

Herr Schmickler las die zwei Worte, die in Rot über der Tabelle standen.

„*Secreto estricto!* Hört sich nach Italienisch oder Spanisch an. Wenn mich mein Schullatein nicht täuscht, dann heißt das ungefähr: streng geheim. Aber warum nicht auf Deutsch? Und vor allem: Wie kommt das hierher?"

Der Rechtsanwalt stellte den Kaffee ab und nahm nachdenklich sein Diensthandy aus der Schreibtischschublade. Er zögerte einen Moment, dann rief er die Kamera auf und fotografierte beide Seiten des Schreibens. Anschließend schüttelte er über sich selbst den Kopf.

„Ich sehe schon überall Gespenster", murmelte er und ging in das Nachbarbüro, in dem die Sekretärin des großen Chemiekonzerns saß, die allen rechtlichen Beratern bei Bedarf zur Verfügung stand. Sie war noch nicht lange bei den Chemischen Werken Leverkusen.

„Guten Morgen, Frau Blühdorn. Rufen Sie mir bitte den Abteilungsleiter für den spanischen und italienischen Markt. Danke schön!", sagte er ernst.

„Schönen guten Morgen, Herr Dr. Schmickler", antwortete die junge Frau, die eine große Hornbrille auf der Nase trug und gerade ihren Mantel ablegte. „Ich bin nicht sicher, ob der schon da ist. Sie kommen wohl auch immer früher am Morgen, was?" Sie lächelte ein breites Lächeln, das auch blieb, als Herr Schmickler nicht auf ihre Worte reagierte. Er starrte auf ein Bild, das auf ihrem Schreibtisch stand. Sie hatte es im letzten Urlaub in Mexiko aufgenommen. „Wird sofort erledigt", versprach Frau Blühdorn und griff nach dem Telefon.

„Danke schön."

Langsam ging Herr Schmickler zurück in sein Zimmer und begann, die sortierten Unterlagen abzuheften. Dann griff er nach einem dicken roten Buch mit Tausenden dünnen Seiten und schlug es auf. Schon nach wenigen Augenblicken war er so vertieft in den Gesetzestext, dass er das Klopfen beim ersten Mal überhörte. Erst, als der Mann draußen seinen Namen rief und erneut mit den Knöcheln an die Tür schlug, blickte er auf.

„Herein", bat er.

Doch vor ihm stand nicht der gewünschte Abteilungsleiter, Herr Gomez-Diaz, sondern dessen Stellvertreter, Herr Matthäus. Der etwa 1,80 m große Mann mit dem dünnen braunen Haar hatte den Kopf eingezogen. Sein dichter angegrauter Bart verdeckte den größten Teil des runden Gesichts, doch sein rechtes Augenlid zuckte nervös, als er das Blatt mit der roten Schrift auf dem Schreibtisch des Juristen sah. Seine linke Hand steckte in der Jackentasche.

„Guten Morgen", sagte Paul Schmickler und sah den Bürokaufmann ernst an. „Stammt das aus Ihrer Abteilung?"

Herr Matthäus trat einen Schritt vor und nahm das Blatt in die Hand, das ihm der Rechtsanwalt nun entgegenhielt. Er studierte es aufmerksam, aber betont gleichgültig. Dass das Papier leicht zitterte, entging Herrn Schmickler nicht. Doch er schob es auf die allgemeine Nervosität, die Angestellte leicht ergreift, wenn sie in die Rechtsabteilung gerufen werden. Jetzt nahm Herr Matthäus die linke Hand zu Hilfe. Unterarm, Handrücken und Finger waren mit einem dicht gesponnenen Netz blasser Narben überzogen. Dunkel erinnerte sich Paul Schmickler, dass der Mann vor ihm zum Bürokaufmann umgeschult hatte. Stimmt, da war irgendein Unfall gewesen ...

„Ja, Herr Dr. Schmickler, das gehört in die Korrespondenz mit dem spanischen Markt. Es tut mir leid, ich ... ich muss es vor zwei Wochen verloren haben, als ich an Ihrem Büro vorbeiging und Sie mich kurz hineinbaten, um mir die kleine Änderung in den Ausfuhrbedingungen für den südamerikanischen Markt zu erläutern", entschuldigte sich Herr Matthäus.

„So genau wissen Sie noch, was Sie da für eine Akte in der Hand hielten?! Haben Sie die Aufstellung denn nicht vermisst?"

Herr Schmickler stand von seinem Schreibtischstuhl auf und drehte sich zu dem großen Panoramafenster. Der Wind wehte immer noch stark und trieb dicke Wolken am Himmel zusammen.

„Äh, d... doch, doch, natürlich", stammelte der Angestellte und sah auf das Papier in seiner Hand. „Wo haben Sie es denn gefunden?"

„Definitiv nicht auf meinem Schreibtisch, Herr Matthäus. Auf dem Boden muss es gelegen haben. Wahrscheinlich unter einem Regal. Der Wind hat es hervorgeweht."

Herr Matthäus guckte entgeistert.

„D... Der Wind?"

„Ja, ich hatte vorhin Durchzug in meinem Zimmer."

Plötzlich rissen die dunklen Wolken auf. Die noch tief am Morgenhimmel stehende Sonne schickte einen grellen Strahl genau in Paul Schmicklers Richtung. Geblendet kniff er die Augen zusammen und wandte sich vom Fenster ab, um wieder zu Herrn Matthäus zu sehen. Dummerweise tanzten nun weiße Flecken vor den Augen des Rechtsanwalts. Er hatte Mühe, das Gesicht des stellvertretenden Abteilungsleiters zu erkennen.

„Ah ..., ach so", stammelte Herr Matthäus.

„Ich muss Sie sicherlich nicht darauf hinweisen, dass Sie mit vertraulichen Schriftstücken sensibler umgehen müssen. Stellen Sie sich vor, Sie hätten das Papier nicht hier, sondern bei einer Pressekonferenz verloren. Oder noch schlimmer: bei Verhandlungen mit der Konkurrenz des Geschäftspartners, dessen Daten hier auf der Liste sind."

Herr Schmickler zwinkerte unwillkürlich, um das grelle Licht loszuwerden. Doch die geblendeten Augen brauchten eine Weile, um sich zu beruhigen. Der Angestellte wurde rot.

„Ja, natürlich. Es wird nicht wieder vorkommen, Herr Dr. Schmickler", beeilte er sich zu versichern und deutete eine Verbeugung an.

Da der Rechtsanwalt an sein eigenes Missgeschick von heute Morgen dachte, beließ er es bei diesem mündlichen Hinweis. Herr Matthäus schien die Sache trotzdem auf den Magen geschlagen zu haben, denn er begab sich direkt in die Herrentoilette.

„Was trägst du denn da?", fragte das schlanke Mädchen auf dem Schulhof angewidert und zeigte mit ihren sorgfältig lackierten Krallen auf Rahel. „Gab's die Shirts bei Aldi?"

„Verzieh dich, Nora", gab Rahel zurück. „Du solltest in einen Pulli investieren, der dir passt. Der da ist zu eng und zu kurz geworden."

„Oh, da spricht der Neid der Besitzlosen“, hauchte Nora und machte einen Schmollmund. Ihre Lippen waren unnatürlich dick und rot geschminkt.

Rahel seufzte. Der Schultag fing ja gut an.

„Echt jetzt, ne Ketchupflasche?“, ließ sich Viola, Noras beste Freundin, vernehmen und inspizierte die Schrift auf Rahels T-Shirt. *„Ketch up with Jesus?* Was soll das denn heißen?“

„Ich kann nichts für dein schlechtes Englisch“, sagte Rahel. „Nimm Nachhilfe, dann klappt's vielleicht mit der Übersetzung.“

„Ach, natürlich. Daddys Liebling ist ja fromm“, verstand Viola auch ohne Nachhilfe und klimperte übertrieben mit ihren künstlichen Wimpern. Rahel wurde rot und versuchte, mit ihrem Fahrrad an den unangenehmen Freundinnen vorbeizukommen. Dabei rempelte sie Nora aus Versehen mit ihrem Schulrucksack an.

„Au“, schrie die lauter als nötig, und schon war der blonde Nick, ihr Freund aus der Oberstufe, an ihrer Seite.

„He, mach das ja nicht noch mal!“, warnte er Rahel und griff nach ihrem Oberarm.

„Sorry, Nora“, sagte Rahel. „Das war doch keine Absicht. Lass mich los, Nick!“

Nick hörte nicht. Im Gegenteil, sein Griff wurde fester.

„Lass meine Freundin in Ruhe, du Ketchupflasche!“, sagte er, und etwas Spucke flog aus seinem Mund.

„Ich hab doch überhaupt nichts gemacht. Aber du tust mir weh, Nick“, beschwerte sich Rahel. „Lass los!“

Plötzlich tauchte wie aus dem Nichts Ronny hinter Nick auf. Er hatte sein Bike schon in den Fahrradkeller gebracht und beide Hände frei.

„Hast du nicht gehört, was sie gesagt hat?“, fragte er leise, aber deutlich. „Du sollst sie loslassen.“

Tatsächlich ließ Nick Rahels Arm los. Aber nur, um herumzuwirbeln und Ronny mit der Faust ins Gesicht zu schlagen. Doch der hatte den Angriff kommen sehen. Der große Junge mit dem Zopf war bereits einen Schritt zurückgesprungen. und der Kinnhaken ging ins Leere. Überrascht drehte Nick sich vor lauter Schwung einmal um sich selbst, bevor Ronny ihn am Handgelenk packte und ihm den Arm auf den Rücken in Richtung der Schulterblätter zog. Noras Freund jaulte auf, wand sich und tänzelte auf Zehenspitzen, um sich Erleichterung zu verschaffen. Doch Ronny gab nicht nach. Er hatte auch Nicks freien Ellbogen gefasst und zog ihn mit eisernem Griff nach unten.

„Wir alle lassen einander einfach in Ruhe. Versprochen? Dann bist du frei", bot er Nick an.

„Ja, ja! Abgemacht", versprach der stöhnend. „War doch nur Spaß."

„Na klar", sagte Ronny, ließ Noras Freund los und zog ihm die Jacke gerade, als sei er ein Verkäufer in einem Herrengeschäft. „Wenn du das nächste Mal lachen willst, dann komm zu mir und vergreif dich nicht an kleinen Mädchen."

Mit einem tödlichen Blick auf Rahel rauschten Nick und Viola ab. Als Nora endlich ihre Augen von Ronny abwenden konnte, folgte sie ihren Freunden.

„Ich bin nicht klein", beschwerte sich Rahel, bevor sie in den Fahrradkeller ging. Sie fragte nicht, wo Ronny diesen Fesselgriff gelernt hatte, aber ihr war klar, dass man solche Bewegungsabläufe häufig üben musste, bis sie saßen und automatisch funktionierten. Das Ganze sah einfacher aus, als es war, genau wie die verschiedenen Befreiungsgriffe, die sie neulich beim Schwimmtraining ausprobiert hatten.

„Jedenfalls bist du kleiner als Nick", murmelte Ronny und blieb abwartend stehen. Aufmerksam sah er sich um, ob Noras Freund oder jemand anderes aus der Clique nicht vielleicht doch eine weitere Hinterhältigkeit plante, bis Rahel wieder aus dem Fahrradkeller herauskam.

„Danke für deine Hilfe", sagte sie kleinlaut, als sie aus dem Fahrradkeller kam, und versuchte ein Grinsen. „Ich war etwas überfordert mit meinem Rad in der Hand und dem Typen am Arm."

Ronny starrte auf ihr T-Shirt.

„Warum trägst du denn auch so was?", fragte er, als sei Rahel selbst daran schuld, dass sie angegriffen worden war.

„Ich ... mir gefiel deine Idee mit den Sprüchen auf den Klamotten", sagte sie und las vor, was auf Ronnys Brust stand: *„Bevor du fragst: Nein!"*

Sie lächelte freundlich und, wie sie hoffte, ansteckend. Doch Ronny war heute immun.

„*Meine* Sprüche sind witzig", sagte er, ohne auch nur einen Mundwinkel zu heben. Dann ließ er Rahel stehen, um Silas entgegenzugehen, der gerade mit Sophia und den anderen Busfahrern den Schulhof betrat. Rahel starrte ihm sprachlos hinterher.

„Und, was wollte der Alte?"

„Was glaubst du, José?", blaffte Herr Matthäus sein glattrasiertes Gegenüber an und öffnete nacheinander alle Türen in der Herrentoilette.

„Ich glaube, du hältst mich für blöd", antwortete der Angesprochene kalt. „Ich habe alle Kabinen kontrolliert. Es ist niemand hier."

Herr Gomez-Diaz war Südeuropäer, etwa Mitte dreißig, und seine entspannte, aufrechte Haltung verriet den hervorragend ausgebildeten Akademiker, der selbstbewusst aufzutreten wusste. Das dichte schwarze Haar glänzte, als hätte man es ebenso poliert wie die dunklen, handgemachten Lederschuhe, die er zu seinem maßgeschneiderten Anzug trug. Sein hübsches Gesicht verriet keine Regung, nur die dunkelbraunen Augen funkelten.

„Was wollte er?", wiederholte er seine Frage ruhig.

„Das wüsste ich auch gerne. Er hat mir wegen unseres kleinen Papierchens hier eine Vorlesung über den Schutz sensibler Daten gehalten."

„Sonst nichts?", fragte Herr Gomez-Diaz und griff nach dem Blatt mit der roten Notiz.

„Er hat behauptet, der Wind hätte es gerade eben unter seinem Regal hervorgeweht. So ein Quatsch. Natürlich weiß er schon längst Bescheid."

„Du bist ein Idiot! Wie soll er das? Die Zahlen und Orte sagen ihm nichts."

Herr Matthäus machte einen Schritt auf seinen direkten Vorgesetzten zu.

„Er lügt, José. Das ist doch wohl klar! Ich wusste die ganze Zeit, dass ich das Blatt nur in seinem Büro verloren haben konnte. Danach habe ich die Mappe direkt in den Koffer gelegt, und ich war nirgends sonst. In 14 Tagen hat er wohl genügend Zeit gehabt, sich seine Gedanken zu machen. Der Kerl lässt uns zappeln. Aber nicht mit mir!"

Herr Gomez-Diaz wich nicht zurück, obwohl er zu seinem Stellvertreter aufsehen musste, der ein ganzes Stück größer war.

„Vielleicht hatten wir auch einfach nur teuflisches Glück, Peter. Du bist viel zu nervös. Bleib locker. Wenn er etwas wüsste, wäre er längst auf uns zugekommen."

„Ach ja? Du bist ja naiv! Ich wette, der hat das hübsch abfotografiert!", überlegte er laut.

„Na, wenn schon! Dann weiß er auch nicht mehr als vorher. Vielleicht juckt ihn das Ganze nicht einmal." Der Südeuropäer faltete das Papier und steckte es lässig in seine Anzugtasche. Dann griff er nach der Türklinke. „Du unternimmst nichts!", befahl er kühl.

„Zu spät", sagte Herr Matthäus.

Sein Chef ließ die Türklinke wieder los und drehte sich zu ihm um.

„Was soll das heißen? Was hast du getan?", fragte er.

„Ich habe ihm gestern eine kleine Warnung geschickt, damit er den Mund hält und nicht auf die Idee kommt, uns zu erpressen."

Herr Gomez-Diaz explodierte. Er packte seinen Stellvertreter am Kragen, obwohl er sich dafür auf die Zehenspitzen stellen musste. Herr Matthäus konnte den Minzatem riechen, für den sein Chef bekannt war. Seit er vor Kurzem mit dem Rauchen aufgehört hatte, lutschte er ständig diese amerikanischen Bonbons aus dem grünen Beutel mit der Aufschrift *LifeSavers*.

„Hast du sie noch alle!? Vielleicht weiß der Schmickler gar nichts, und du stößt ihn mit der Nase darauf?!", zischte Herr Gomez-Diaz.

Sein Stellvertreter beherrschte sich, nur sein rechtes Augenlid fing wieder an zu zucken.

„José! Du glaubst doch nicht, dass die Putzfrauen zwei Wochen lang nicht unter den Regalen wischen, he?", stieß er hervor. „Natürlich weiß er Bescheid. Deswegen hat er mir auch dauernd zugezwinkert. Das war heute der erste Wink mit dem Zaunpfahl. Wir müssen ihm sofort klarmachen, dass er keine Chance gegen uns hat und besser die Füße stillhält. Ich habe keine Lust aufzufliegen."

„Du weißt, wie Putzfrauen arbeiten, he? Jahrelang selbst Putzfrau gewesen, oder was?!" Herr Gomez-Diaz ließ das Jackett seines Stellvertreters los. „Bis jetzt weiß der Rechtsverdreher nicht einmal, dass es ein ‚uns' gibt! Der Boss und ich möchten den guten Dr. Schmickler lieber diskret für sein Schweigen bezahlen."

„Der ist nicht käuflich“, sagte Herr Matthäus und klopfte sein Jackett aus.

„Jeder ist käuflich, Peter. Das ist nur eine Frage der Summe.“

„Der nicht.“

„Wart's ab, du Idiot! Hast du verstanden? Keine Alleingänge mehr! Du ... wartest ... hübsch ... ab!“

Bei jedem der vier Worte tippte José seinem Stellvertreter mit dem Zeigefinger auf die Brust. Dann drehte er sich um und ließ ihn stehen.

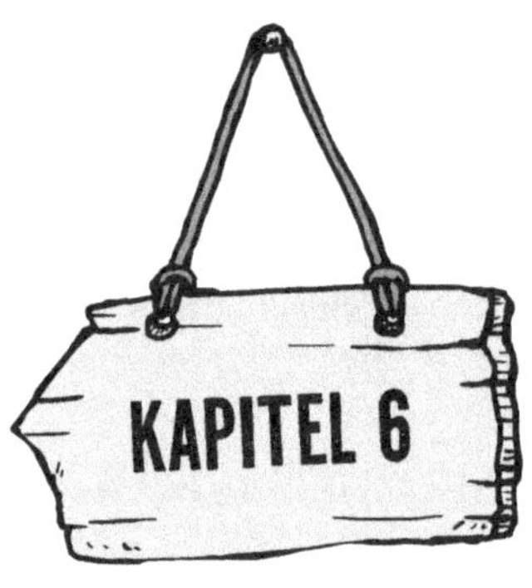

DRECK-WEG-TAG

„So, jeder nimmt sich ein paar Handschuhe und einen Müllgreifer plus Müllsack“, erklärte Birgit, eine der Sozialarbeiterinnen der Caritas-Werkstätten Burgenach. Ronny hatte den Bollerwagen mit den nötigen Utensilien gerade am Brehlufer geparkt, und nun machten sich alle bereitwillig an die Arbeit. Die gesamte Detektei Anton, fünf Angestellte der Werkstätten sowie zwei Betreuer hatten sich für diesen Montagnachmittag einen Uferkilometer vorgenommen. Rahel trug statt ihres T-Shirts von heute Morgen einen neutralen Pullover.

„Muss ich jemandem noch zeigen, wie das geht?“, fragte Michael, Birgits Kollege.

„I... Ich kann das schon. Hier ...“, sagte Onkel Anton und klapperte mit dem Greifer in der Luft. Er lachte. „Ich geh schon los.“

„Alles immer schön in den Sack sammeln“, erklärte sein Freund Dirk, der mit von der Partie war, und überholte Anton. „Der frühe Vogel fängt den Wurm.“

„I... Ich w... will keinen Wurm essen. Du vielleicht, Rahel?“, meinte Anton lachend.

„Nee, danke. Der Vogel kann den Wurm haben. Ich nehme lieber einen Kakao – nachher.“

„Das ... war ... ein ... Sprich...wort“, sagte Andreas, der große Bruder von Dirk und ebenfalls ein Freund von Anton. Er sprach langsam und bewegte sich in demselben Tempo.

„Sp... Sprich nich so viel. S... sammel lieber“, erwiderte Anton grinsend. „Hier, g... guck mal. Hm, lecker. Eine schöööne Zigarettenkippe.“

Gekonnt hob er das kleine Ding mit dem Greifer in die Höhe und hielt es Andreas unter die Nase.

„Die ... muss ... in ... den ... Sack“, erklärte Andreas ungerührt und mit hoher Stimme.

„Letztes Mal hatten wir zehn Säcke voll“, sagte Dirk und versuchte, eine zerquetschte Coladose mit der Greifzange aufzuheben.

„Nee, zwanzig“, behauptete Anton und sammelte ein paar Fastfood-Verpackungen ein.

„Du kannst doch gar nicht zählen“, sagte Johann, der schon älter war und fast das Rentenalter erreicht hatte.

„Du auch nicht“, gab Anton immer noch grinsend zurück.

„Na, na“, warnte Birgit. „Schön freundlich bleiben. Sonst verlängere ich euer Anti-Aggressionstraining noch um ein paar Stunden.“

Aber auch Birgit machte nur Spaß. Sie kannte ihre Jungs und wusste, wann die Stimmung wirklich kippte. Noch hatten alle gute Laune. Hier an der frischen Luft den Müll einzusammeln war mal etwas anderes, als immer nur drinnen und sitzend zu arbeiten, auch wenn Onkel Anton seinen ergonomischen Arbeitsstuhl mit allen Schikanen heiß und innig liebte.

„B... Braucht jemand einen Schuh?“, fragte er gerade kichernd und hielt einen alten Turnschuh in die Höhe. „I... Is nur ein bisschen schmutzig.“

„Nein, danke“, sagte Silas.

Eine halbe Stunde lang tüteten sie Kronkorken, Plastiktüten, Plastikflaschen und sogar verrostete Fahrradteile ein. Dann sah Sophia auf die Uhr, stemmte die Hände in die Hüften und machte ihrem Ärger Luft.

„Ich finde es unglaublich, was die Menschen alles so wegwerfen. Wir sammeln jetzt erst seit dreißig Minuten und haben unsere Säcke schon alle halb voll.“ Sie warf einen verstohlenen Seitenblick auf Andreas. „Fast alle“, verbesserte sie sich selbst und fischte mit dem Greifer im Schilf herum. „Aber hier, guck mal, diese dämlichen Plastiktüten! Wie kann man die denn auch noch ins Wasser werfen? Wenn die Vögel das fressen, verenden sie qualvoll.“

„H... Hier is ne tote Ente“, sagte Anton in diesem Moment.

„Wirklich, Anton?“, fragte Silas. „Oder machst du Spaß?“

„Nee, das is kein Spaß“, antwortete Anton und bog die Sträucher am Ufer etwas auseinander. „U... Und d... da is noch eine.“

Vor Aufregung wurde sein Stottern schlimmer.

„Das ist ein Erpel“, stellte Rahel fest, die in Antons Nähe stand. „Eine männliche Ente.“

„Seht ihr, ich sag doch, das ist glatter Mord“, schimpfte Sophia.

„Mord ist es nur, wenn man einen Menschen tötet“, korrigierte Silas automatisch, weil das zu einem von Papas Standardsprüchen gehörte. „Juristisch gesehen sind Tiere nur Sachen oder werden zumindest so behandelt.“

Sophia blinzelte die Tränen weg.

„Echt jetzt, wie Sachen?! Und wie nennt man dann das hier, unsere Leichen?“

„Äh, nur Kadaver, und im Prinzip ist es nur Sachbeschädigung.“

„*Bonne grâce!* Für mich ist das eine *l'expression euphémique.* Wie sagt ihr dazu?", regte sie sich auf.

„Euphemismus?", riet Silas.

„Ja, ein Euphemismus."

Sophia nickte und wandte sich ab, damit niemand ihre feuchten Augen sah. Ronny zupfte Silas unauffällig an der Jacke.

„Eu... was?", fragte er.

„Euphemismus. Ein beschönigender Ausdruck für eine schlimme Sache."

„Danke. Das vergesse ich sofort wieder", sagte Ronny fast andächtig und ließ sich das Wort noch einmal auf der Zunge zergehen. „Eu-phe-mis-mus."

„Is... Is...muss. Is... muss auch mal aufs Klo", meinte Anton.

„Aber nicht hier vor den Damen, Anton", mahnte Michael. „Geh zurück zur Werkstatt. Du kennst den Weg."

„Nee, ich kann noch warten."

Anton drehte ab und sammelte weiter.

„Tote Tiere auch in den Sack, Birgit?", fragte Michael seine Kollegin.

Die zuckte mit den Schultern und holte ihr Handy raus.

„Keine Ahnung, ich frag mal nach."

Sophia blickte zu der Sozialarbeiterin.

„Rufen wir jetzt die Polizei?", fragte sie.

„Nee, Sophia, die Polizei wird sich bedanken. Eher das Umweltamt oder so", beantwortete Birgit die Frage, noch bevor sie eine Nummer wählte. „Obwohl ich fürchte, dass da um diese Uhrzeit niemand mehr arbeitet. Was wird das, Anton?", rief sie Rahels Onkel hinterher, der mit seiner Zange an ihr vorbeilief. Er legte sie in den Werkzeugbollerwagen und kam dann mit Spaten und Schippe zurück.

„Was hast du vor, Anton?", fragte auch Michael misstrauisch. „Ein Grab ausheben?"

Sein Schützling stieß bereits den Spaten neben den toten Wasservögeln in den Boden.

„Genau. D... Die muss man begraben“, erklärte er. „Be... Begraben muss man die.“

„Ich ... helfe ... dir“, sagte Andreas und lächelte.

„Asche zu Asche, Staub zu Staub“, zitierte Dirk ernst.

„D... Das kommt gleich ers...“, beschwerte sich Anton.

Silas stellte sich neben seinen Onkel.

„Aber nicht anfassen, Anton, denk dran“, erinnerte er. „Oder du nimmst danach neue Handschuhe.“

„Meinst du, die sind auch vergiftet worden?“, fragte Rahel überrascht. „Ich dachte, die hätten nur gefährlichen Plastikmüll gefressen.“

„Keine Ahnung, woran sie gestorben sind, Schwesterherz. Aber auch Bakterien sind nicht gesund und vermehren sich rasend schnell, wenn ...“

Nach einem Blick auf Sophia ließ Silas den Satz unvollendet. Anton schaufelte schnell. Bald war das Loch tief genug. Dann nahm Rahels Onkel die große Schippe, hob die toten Enten damit auf und legte sie vorsichtig in das Doppelgrab. Sein Freund Andreas schaufelte mit dem Spaten Erde auf die Vögel.

„Asche zu Asche, Staub zu Staub“, wiederholte Dirk, als alle Müll-Sammler im Kreis um den kleinen Erdhügel herumstanden. Birgit hatte den Anruf beim Ordnungsamt abgebrochen.

„Das habt ihr super gemacht, Jungs!“, lobte sie. „Sehr selbstständig. Ich bin stolz auf euch. Gegen ein Begräbnis wird wohl niemand etwas haben.“

„Jetzt muss da noch ein Kreuz drauf“, verlangte Johann.

Er war sehr genau in solchen Sachen.

„Und Blumen“, ergänzte Dirk.

„M... Mein ... Handy is weg!“, sagte Anton und guckte plötzlich panisch.

„Ach, Anton!“, stöhnte Silas.

Ronny legte Anton die Hand auf den Arm.

„Mal langsam. Keine unnötige Aufregung. Hattest du es überhaupt dabei?“, fragte er.

„J... Ja, in der Ho... Hosentasche“, meckerte Anton und schüttelte die Hand ab.

„War es stumm gestellt?“

Anton guckte schuldbewusst auf seine Fußspitzen.

„Also ja“, seufzte Ronny. „Aber an war es wenigstens?“

Anton nickte.

„Dann ist es kein Problem, dafür haben wir ja die Ortungsfunktion bei dir aktiviert. Das haben wir gleich“, beruhigte ihn Ronny. Der Junge mit der Vorliebe für Computer brauchte nur ein paar Sekunden. „Hier, siehst du, es ist gar nicht weit entfernt. Muss dir wohl gerade erst aus der Tasche gefallen sein. Nur ein paar Meter zurück.“

„Hoffentlich liegt es nicht im Wasser.“

Silas guckte Ronny über die Schulter. Auf der Karte im Display blinkte das Pünktchen ziemlich in Ufernähe.

„Dann hätte ich es nicht orten können. Antons Handy ist nicht wasserdicht.“

Während sie ein paar Schritte in die angezeigte Richtung liefen, hantierte Ronny noch mit seinem Smartphone herum. Plötzlich ertönte ein lautes und unangenehmes Signal ganz in ihrer Nähe.

„Warst du das?“, fragte Rahel.

„Jawohl, Sherlock“, antwortete Ronny zufrieden und zeigte mit der rechten Hand auf das dichte Grün am Ufer vor ihm, das etwas höher wuchs als die Pflanzen rechts und links davon. „Da liegt das gute Stück, irgendwo in diesem Gestrüpp. Garantiert.“

Rahel, die dem kleinen Hügel am nächsten stand, bog die dünnen Zweige der noch jungen Weiden zur Seite, die sich diesen Aussichtsplatz wohl als Erste erobert hatten. Dazwischen wuchsen lange Springkrautstängel. Ein paar violette Blüten waren auch noch zu sehen. Den Rest des Erdbodens bedeckten Pestwurz, hohe Brennnesseln und Quecke. Ohne den Ton wäre es in diesem Dickicht schwierig geworden, Antons Handy zu finden. So aber tastete Rahel mit ihren Handschuhen nur kurz herum und fischte es hervor. Sie reichte es Ronny, der es an Anton weitergab.

„Pack es am besten in deine Jackentasche, die hat einen Reißverschluss", schlug er vor.

Anton gehorchte stumm.

„Aber hallo!", rief Rahel plötzlich. Sie kniete immer noch in den Brennnesseln, kratzte jetzt an der Erde und rupfte ein paar Graspflanzen aus. „Na, seht doch mal, was hier unter all dem Grün noch so herumliegt."

Sophia begriff sofort.

„Mann, das ist ja gar kein Erdhügel!"

„Yepp, das ist Müll", sagte Ronny. „Und zwar jede Menge. Irgendwie Bauschutt oder so."

„Zu viel und zu groß für unsere Plastiksäcke", stellte Sophia fest.

Silas hatte sich neben Rahel gehockt und half ihr beim Brennnesseljäten. Immer mehr graue, etwa einen Meter lange Platten kamen zum Vorschein. Sie waren gewellt und hatten tiefe, breite Längsrillen. Einige waren zerbrochen, so als hätte sie jemand von einer Lkw-Ladefläche herunterrutschen lassen.

„Schutt. Und alles unter einer dünnen Erdschicht. Das ist kein Zufall. Das hat jemand absichtlich zugedeckt."

„Sieht irgendwie oldschool aus, das Material", meinte Ronny.

Er hatte sein Handy noch in der Hand und schoss ein paar Bilder von dem Bauschutt.

„A... Alt is das“, kommentierte Anton.

„Stimmt“, sagte Rahel. „Schick das mal Opa. Der weiß bestimmt, was das ist. Vielleicht hat man das früher benutzt. Ich glaube, ich habe das schon mal auf alten Garagendächern hier gesehen.“

„Mach ich“, sagte Ronny und sandte die Bilder sofort an Herrn Schmickler Senior.

„Habt ihr das Handy?“, fragte Birgit, als die Kinder wieder bei den anderen Müllsammlern angekommen waren.

„Ja“, sagte Silas, und Anton hielt stolz sein Mobiltelefon in die Höhe.

Dann steckte er es schnell wieder in die Jackentasche und zog sorgfältig den Reißverschluss zu, wie Ronny es ihm geraten hatte. In diesem Moment piepste Ronnys Smartphone. Er ging auf seine Messenger-App und starrte auf die Nachricht.

„Na, hat Opa etwa schon geantwortet?“, fragte Silas.

Wortlos hielt ihm sein Freund das Handy hin. Silas las und erbleichte.

„Opa schreibt, das sind Eternitplatten“, erklärte er den beiden Mädchen. „Höchstwahrscheinlich asbesthaltig.“

„Asbest? Ist das nicht gesundheitsschädlich?“, fragte Sophia.

„Ja, jedenfalls, wenn man die Fasern einatmet. Mist. Rahel und ich waren ganz schön nah dran“, sagte Silas.

„Oha.“ Auch Rahel war etwas blass geworden. „Aber die waren doch mit feuchter Erde bedeckt. Da wird der Staub bestimmt gebunden, und man kann nichts einatmen, oder?“

„Hoffentlich“, sagte Silas.

Für den Rest der Müllsammelaktion war die Stimmung etwas gedämpft. Trotzdem wurde das Unternehmen am frühen Abend erfolgreich beendet. Sie hatten ihr Ziel erreicht und genau die Strecke des Brehlufers gesäubert, die sie sich für heute vorgenommen hatten. Ganze fünfzehn Säcke Müll lagerten nun auf dem Hof der Caritas-Werkstätten neben den großen Müllcontainern und warteten auf ihre Abfuhr. In der Cafeteria der Caritas leerten sie zusammen mit den anderen Helfern sechs Keksdosen mit dänischen Butterkeksen und vertilgten literweise Kaffee und Kakao. Dann machten sich Rahel und Silas mit ihrem Onkel wieder auf den Weg nach Hause.

Als die Geschwister in der Waldstraße aus dem Ellenator stiegen, trauten sie ihren Augen kaum.

„Was will die denn hier?", flüsterte Rahel ihrem Bruder zu und starrte pikiert auf Nora, die soeben aus Opas Haustür kam. Mama hielt die Türklinke in der Hand und verabschiedete sich von dem nach der neusten Mode gekleideten Mädchen. Silas studierte Noras freien Bauchnabel und antwortete nicht.

„Besorg bis zum nächsten Mal die Noten der Lieder, die ich dir aufgeschrieben habe, ja?", hörte Rahel Mama sagen.

„Oh nein! Die nimmt Gesangsunterricht bei Mama", flüsterte sie. „Das heißt, die sehen wir jetzt öfter hier! Mama lässt die Schüler immer nur Noten kaufen, wenn sie die drei Schnupperstunden hinter sich haben und weitermachen wollen, oder, Silas?"

„Das heißt, sie war schon zweimal da", bestätigte ihr Bruder und nickte.

Rahel kam sofort ein Verdacht.

„Meinst du, die hat Caruso auf dem Gewissen?", fragte sie.

„Na ja. Jedenfalls weiß sie, wo wir wohnen, und sie kennt unseren Hund. Aber das trifft auf viele andere auch zu."

„Zuzutrauen wäre es ihr auf jeden Fall. Sie hasst mich."

„Pst", machte Silas, denn die Schulkameradin kam jetzt auf sie zu. „Hallo, Nora", grüßte er. Doch die Sängerin grüßte nicht zurück. Sie hob ihr Kinn höher und stöckelte an ihnen vorbei.

„Boah, was für eine Zicke“, stöhnte Rahel, als Nora weit genug weg war. „Vielleicht hasst sie nicht nur mich und unseren Hund, sondern auch Katzen?“

„Und Enten auch noch? Glaub ich nicht“, winkte Silas ab.

„Egal. Morgen müssen wir unbedingt ein Detektei-Treffen abhalten. Der Langenhagen hat zugegeben, schon mal an Gift gedacht zu haben. Und Nora hat auch genug kriminelle Energie und schlechte Freunde, wenn du mich fragst.“

„Machen wir“, versprach Silas. „Ich sage Ronny Bescheid. Was ist mit dem Wilderer, von dem Langenhagen gesprochen hat? Wer ohne Erlaubnis in einem fremden Revier jagt, der vergiftet vielleicht auch Tiere.“

„Möglich wäre es“, gab Rahel zu. „Aber was hat er davon? Das Fleisch ist doch dann bestimmt ungenießbar. Außerdem kann man Hunde und Katzen nicht essen.“

„I... In China schon.“

Anton war aus der Garage gekommen. Rahel verzog angewidert das Gesicht.

„Andere Länder, andere Sitten“, meinte Silas nur.

Frau Schmickler war in der offenen Tür stehen geblieben. Sie winkte ihre Kinder heran. Und verkündete mit leuchtenden Augen die gute Nachricht: „Gerade hat Frau Dr. Foggler angerufen. Caruso ist über den Berg. Er darf bald nach Hause.“

„Yeah!“, rief Rahel.

„Gott sei Dank“, murmelte Silas und lächelte.

„C... Caruso kommt nach Hause“, sagte Onkel Anton, ohne eine Miene zu verziehen. „Ha... Haste gehört, Rahel?“

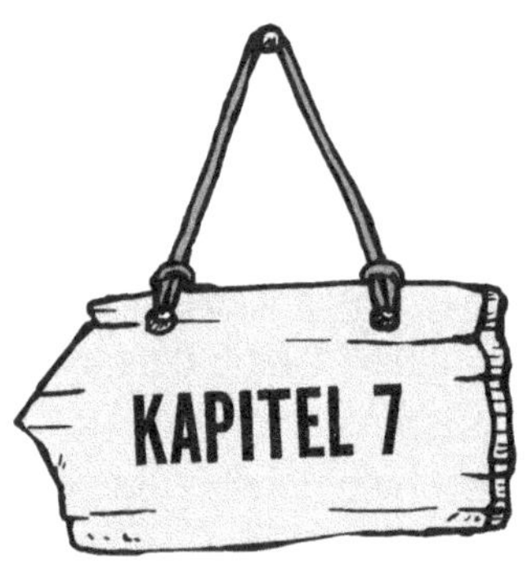

DIE JÄGERIN

„Endlich frei“, freute sich Rahel und schwang sich auf ihr Rad. Der Dienstagnachmittag war gerade erst angebrochen. Zufrieden sah sie zu, wie ihr Onkel seinen schwarz-gelben Helm aufsetzte. „Ab in den Wald, Anton! Die Jungs und Sophia sind bestimmt schon längst da.“

„D… die hatten die Hausaufgaben schneller fertig“, bemerkte Anton und guckte schelmisch.

„Anton! Du musst dich nicht auch noch über mich lustig machen. Es reicht völlig, dass ich so einen übertrieben schlauen Bruder und eine fleißige Freundin habe. Das nervt genug.“

„K… kann ich doch mal machen.“

„Ja, aber zur Strafe fährst du vor, und ich bleibe in deinem Windschatten.“

Gutmütig tat ihr Onkel, was Rahel verlangt hatte. Auf dem kleinen Weg, der in den Wald führte und schon bald nicht mehr asphaltiert war, blieb er die ganze Zeit vor seiner Nichte und redete dabei vor sich hin. Er erwähnte die Hausaufgaben mit keinem Wort mehr, sondern erzählte von der Arbeit in der Werkstatt und von seinen Kollegen, von denen einige auch seine Freunde waren, wie Dirk und Andreas. Rahel verstand nicht viel, klebte aber an Antons Hinterrad und bildete sich ein, dass das Fahren so weniger anstrengend sei. Es ging fast die ganze Zeit bergauf. Kurz bevor sie die Zentrale im Wald erreichten, den alten, ausrangierten Caritas-Bus, den Opa für sie ausgebaut und unter ein paar Tannen geparkt hatte, kamen ihnen die Jungs zu Fuß entgegen.

„Was ist los?", keuchte Rahel, als sie es auf die letzte Anhöhe geschafft hatte.

„Wir wollten gucken, wo ihr bleibt."

Silas sah demonstrativ auf sein Handy und öffnete den Mund.

„Wehe, du sagst was zu den Hausaufgaben", warnte Rahel ihn. „Ich weiß, wie spät es ist."

Anton sprang vom Rad.

„Silas hat sich nur Sorgen gemacht", erklärte Ronny.

Rahel zog die Augenbrauen hoch und starrte auf sein Shirt. *„Überlegenheit sieht von unten aus wie Arroganz."*

„Das findest du witzig?", fragte sie. „Ich finde es klingt nach ziemlicher ... Angeberei."

„Wieso witzig? Silas dachte, du wärst vielleicht doch allein los, und irgendwas wäre passiert. Hier läuft so ein seltsamer Typ rum."

„Hä?", machte Rahel und sah ihren Bruder an. Ronny hatte nicht verstanden, dass sie von dem Spruch auf seinem T-Shirt gesprochen hatte.

„Er meint einen Jäger", erklärte Silas.

„Ja, der trug so grüne Klamotten. Hatte ein Gewehr und einen Hund. Kurzhaar und so braun gefleckt. Vielleicht sechzig oder siebzig Zentimeter hoch." Ronny zeigte die Höhe an seinem Oberschenkel. „Hörte auf den Namen Benno. Der war total unfreundlich."

„D... Der Benno?", fragte Onkel Anton.

„Nein, der Mann", sagte Ronny. „Der hatte vielleicht einen Rauschebart ... Wie der Weihnachtsmann, sag ich dir."

„Aha. Wo ist denn Sophia?"

Rahel sah sich um.

„Im Bus. Sie sortiert schon mal den Fall-Ordner. Hat ein paar Zeitungsausschnitte mitgebracht. Im Lokalteil der Rheinzeitung und im Wochenblatt stand wohl was über die vergifteten Katzen. Vielleicht hätten wir die toten Enten lieber melden als begraben sollen."

„Ich guck mir die Zeitungsberichte mal an. Glaub nicht, dass da mehr drinsteht, als im Internet zu finden war", sagte Rahel und setzte entschlossen ihr Rad wieder in Bewegung. Doch als sie an den Tannen angekommen war und ihr Bike an einen der glatten Stämme lehnte, stutzte sie. Nur etwas weiter im Wald, vielleicht fünfzig Meter entfernt, in Richtung auf den kleinen Waldsee zu, der schon in Bauer Langenhagens Revier lag, waren zwei schwarze Gegenstände zu erkennen. Deren Form passte zu nichts, das Rahel bekannt vorkam. So schwarze Sträucher gab es nicht, und nach Möbelstücken oder Reifen sahen sie auch nicht aus. Am ehesten ähnelte das Ganze zwei großen schwarzen Stoffballen. Aber was wollte jemand im Wald damit? Etwa schon wieder illegal entsorgter Müll? Rahel blickte kurz über die Schulter durch eine der vielen Scheiben des Busses. Sophia hatte sich über die Akte gebeugt und wippte im Takt. Offenbar hörte sie Musik über ihre Ohrhörer. Da die Jungs und Anton zu Fuß gingen und noch nicht ganz zu ihr aufgeschlossen hatten, stapfte Rahel allein auf das seltsame Etwas zu.

„He, wo willst du hin?", rief Silas ihr hinterher.

Doch statt einer Antwort schrie seine Schwester plötzlich laut auf und wich zurück. Die Jungs rannten los. Sophia riss die Schiebetür auf und sprang aus dem Bus.

„Scheiße", sagte Ronny nur, als er die beiden toten Tiere sah. Einer der etwa gänsegroßen Vögel lag auf dem Rücken, sodass man nur seinen pechschwarzen Bauch und die ebenso dunklen Beine und Schwimmfüße sehen konnte. Der andere lag auf der Seite. Auf seinen Flügeln schimmerten die Federn bronzefarben, obwohl hier nicht viel Sonnenlicht durch das Blätterdach schien. Der kräftige, große Schnabel war am Ende hakenförmig, und die geöffneten Augen waren smaragdgrün.

„Mörder", stammelte Sophia mit Tränen in den Augen. „Ganz egal, was du sagst, Silas."

„Der eine hat sich gerade noch bewegt", war sich Rahel sicher. Ihre Stimme zitterte noch. „Deswegen habe ich mich so erschreckt."

„So schöne Tiere", sagte Silas bedauernd.

„Die sind bestimmt auch vergiftet worden", sagte Sophia und wischte sich die Tränen aus den Augen. „E 605."

„N... Nicht anfassen", mahnte Anton, der als Letzter angekommen war.

„Was meinst du mit E 605?", fragte Ronny. „Steht die Zahl in dem Zeitungsartikel?"

Das Mädchen nickte.

„Und in der Online-Ausgabe der Dorfzeitung. Sie schreiben, dass in den letzten Tagen am Brehlufer Köder gefunden wurden, die dieses Gift enthielten. Und es gab zwei tote Katzen im Mündungsbereich der Brehl. Die hatten das in ihrer Leber."

„Ist wohl auch eher unwahrscheinlich, dass zwei Vögel gleichzeitig so nah beieinander an Altersschwäche sterben", meinte Rahel. „Also wieder Gift."

„Und was genau ist E 605?", wollte Silas wissen.

„Ei... Ein Pflanzenschutzmittel", sagte Anton und hob den Zeigefinger auf Kopfhöhe. „I... In...fektizid. D... Das is eigentlich verboten."

„Insektizid“, korrigierte Rahel.

„Ge... genau.“

„Und warum hast du ‚eigentlich‘ gesagt, Anton?“, fragte Rahel.

„Ma... manche ham das noch im Keller.“

„Echt jetzt?“

„Ja, oder in der Garage“, bestätigte Sophia. „Das stand auch in den Berichten. Das Gift darf zwar in Europa schon lange nicht mehr verkauft werden, aber es lagern immer noch Reste in einigen Kellern oder Garagen.“

„A... Altbestände, so nennt man das“, wiederholte Anton.

„Das Zeug ist megagefährlich und wirkt schnell. Man hat sogar schon Menschen damit umgebracht. Absichtlich! Erst vor drei Jahren gab es so einen Fall in Deutschland.“

„Wir melden das“, entschied Silas und zückte sein Handy. „Ich muss nur zurück zur Anhöhe, um Empfang zu haben.“

Doch als er sich umdrehte, stand plötzlich und wie aus dem Waldboden gewachsen eine Frau vor ihm. Niemand, nicht einmal Rahel oder Ronny, hatte sie kommen gehört, und neben ihr fühlte sich selbst Silas wie ein Riese. Die Frau war höchstens einen Meter fünfzig groß. Sie trug oliv-grüne Kleidung und ein Gewehr auf dem Rücken. Ihre rechte Schulter zierte ein breiter, geflochtener Ledergurt, der die Langwaffe hielt. Deren Lauf zeigte gen Himmel. Die Frau schob ihren Filzhut etwas höher die Stirn hinauf. Jetzt sah man ihre sorgfältig gezupften Augenbrauen und die matt glänzenden Perlenstecker in beiden Ohrläppchen. Sie hatte nicht nur Lippenstift aufgetragen, sondern auch Make-up, wenn auch ein recht unauffälliges. Ihre wachen, hellen Augen warfen den Teenagern einen strengen Blick zu.

„Was macht ihr hier?“, fragte sie, und ihre Stimme klang wie die ihrer Geschichtslehrerin, wenn sie einen Schüler beim Schummeln erwischte. Ebenso wenig wie Frau Kragenbeck schien sie in diesem Moment gewillt zu sein, einen Regelverstoß durchgehen zu lassen, sei es im Klassenzimmer oder im heimischen Wald.

Sophia wich den Adleraugen aus. Ein Hauch von Kokos wehte in Rahels Nase, als ihre Freundin neben sie trat.

„Nichts", sagte Ronny, der als Erster die Sprache wiedergefunden hatte. „Wir gehen hier nur spazieren. Ist das verboten?"

„Nein", sagte die Frau und fasste an den Gewehrriemen an ihrer Schulter. Die Kinder rückten ein Stück zur Seite. Es sah aus, als hätten sie Angst, die Jägerin könnte das Gewehr benutzen. Die Frau wollte gerade amüsiert lächeln, da bemerkte sie die toten Vögel, auf die sie nun freie Sicht hatte. Sofort wurde ihr Gesicht wieder ernst.

„Oh nein", sagte sie.

„Guten Tag, Clara", sagte Onkel Anton.

„Und wer sind Sie?", fragte Rahel mutig, da Anton die Frau zu kennen schien. „Der Wald hier gehört nämlich meinem Opa."

Jetzt lächelte die Frau doch.

„Ach, ihr seid der Nachwuchs aus der Schmickler-Familie. Das hätte ich mir denken können. Clara Wölker", stellte sie sich selbst vor. „Ich bin eine Jagdkollegin von eurem Opa, und euern Onkel hier kenne ich auch." Sie zeigte auf Onkel Anton. „Eigentlich wollte ich heute ein paar Futterstellen kontrollieren. Ich habe einen Begehungsschein von Herrn Langenhagen, dessen Revier ziemlich genau hier anfängt. Ihr wohnt noch nicht lange hier, oder? Sonst wären wir uns wohl schon einmal begegnet."

Rahel und Silas schüttelten den Kopf.

„Was für einen Schein haben Sie?", fragte Ronny.

„Einen Begehungsschein oder besser Jagderlaubnisschein, das heißt, dass ich selbstständig hier in diesem Gebiet jagen darf."

„Sie sind Jägerin?", fragte Ronny überrascht.

„Ja, warum fragst du?"

„Ich dachte ... das wäre eher etwas für ..."

„Für dicke, alte Männer?" Jetzt lachte Frau Wölker sogar. „Ja. Das ist eines von vielen Vorurteilen über die Jagd. In erster Linie kümmern wir uns darum, dass es den Wildtieren gut geht. Dafür müssen wir sehr viel über sie wissen, und das finde ich interessant."

„Ist es gut für das Tier, wenn man es tötet?", fragte Sophia mit zitternder Unterlippe.

Frau Wölker seufzte.

„Für das einzelne Tier natürlich nicht. Aber manchmal gibt es von einer Tierart einfach zu viele Exemplare. Ich weiß, es klingt grausam, aber wenn wir alle Füchse leben ließen, dann gäbe es bald kaum noch Vögel, die am Boden brüten, wie die Waldhühner zum Beispiel. Oder nehmen wir die Wildschweine. Ihnen fehlt ihr natürlicher Feind, der Wolf. Wenn wir Jäger nicht jedes Jahr eine bestimmte Anzahl erlegen würden, könnten sie sich unkontrolliert vermehren und große Schäden anrichten. Eine Rotte Sauen kann leicht ein ganzes Maisfeld verwüsten. Wildschweinwürstchen sind übrigens sehr lecker, denn so ein freies Schwein frisst nur, was ihm schmeckt."

„Das klingt wirklich toll, Frau Wölker, aber ich glaube, wir haben hier gerade ein anderes Problem", warf Silas ein.

„Du hast recht." Die Jägerin widmete sich wieder den toten Vögeln. „Die beiden Kormorane sind wohl kaum einen natürlichen Tod gestorben."

„Kormorane?", fragte Rahel. „Heißen die so?

„Ja." Frau Wölker nickte. „Sie ernähren sich fast ausschließlich von Fisch und leben in Kolonien an größeren Gewässern wie dem Rhein zum Beispiel. Aber ab und zu habe ich auch schon welche an den Fischteichen oder eben am kleinen Dungkopfsee oben gesehen. Das liegt nicht weit von der Brehl oder vom Rhein. Und leider habe ich vor ein paar Minuten dort in Ufernähe Köderfische gefunden, die, wie ich glaube, mit Gift präpariert worden sind. Ich wollte gerade das Ordnungsamt informieren, als ich euch sah, und danach zu Bauer Langenhagen fahren. Ein Jammer ..."

„Da oben auf der Anhöhe ist meist Handyempfang", sagte Silas hilfsbereit.

„Ich weiß", sagte Frau Wölker. „Ich erledige das schnell, und wenn ihr wollt, könnt ihr mir helfen, die Umgebung weiter abzusuchen, bis die Beamten rauskommen oder mir sagen, was ich tun soll. Vielleicht können wir noch mehr Köder finden und einsammeln."

„Das machen wir", versprach Rahel, und die Jägerin entfernte sich zügig, um das wichtige Telefonat zu führen.

„Und wir fangen sofort mit der Suche an, oder?", fragte Sophia.

„Klar, wenn wir schon einen Tatort und eine Spur haben", stimmte Silas zu und sah sich um.

„W... Wir müssen Stöcke nehmen und eine Reihe machen", verlangte Anton. „W... Wie die Polizei."

„Ja, super Idee, Anton. Wenn wir nicht alles doppelt und dreifach absuchen wollen, sollten wir systematisch vorgehen."

Ronny begann sofort, nach einem Werkzeug zu suchen. Zweige lagen genug herum, und so hatte jeder Detektiv schnell etwas Passendes gefunden. In der Nähe der toten Vögel stellten sie sich auf Armeslänge voneinander entfernt auf. Von dort gingen sie schrittweise vorwärts in Richtung See und stocherten im Laub herum. Da die bunten Blätter ständig von den Bäumen fielen, konnte gut etwas darunter verborgen liegen. Es roch nach Pilzen und modriger Erde. Der Geruch wurde intensiver, je mehr die Detektive die Laubschicht mit ihren Holzstöcken aufwühlten. Mehr geschah nicht. Nach etwa hundert Metern hatten sie nur ein paar moosbewachsene Flaschen und eine alte Strickjacke gefunden. Sie machten kehrt und rückten ein paar Meter zur Seite, um in Richtung Bus zurückzumarschieren. Als die fünf zum zweiten Mal fünfzehn Meter weiter rechts in Richtung Dungkopfsee gingen, stießen sie auf halbem Weg unter der Laubschicht auf einen Gegenstand.

„N... Noch eine Plastikflasche", sagte Anton gelangweilt und trat mit seinem Schuh vor das Fundstück. Ein kleiner Griff kam zum Vorschein. Silas ging in die Hocke, steckte vorsichtig seinen Stock durch den Tragegriff und hob den Gegenstand hoch.

„Das ist eher ein kleiner Kanister", stellte er fest.

Das Gefäß war fast leer, nur ein wenig gelbbraune Flüssigkeit schwappte hin und her. Silas legte den Kanister auf das Laub und drehte ihn mit dem Fuß einmal um. Ein Aufkleber war zu sehen: ein gelbes Warndreieck, auf das ein Totenkopf über gekreuzten Knochen gedruckt war.

„D... Das heißt: Gift. Achtung, Gift!"

Anton wich zurück, als ob das Gift jeden Moment wie ein Flaschengeist aus dem Kanister zischen könnte. Rahel hingeben hatte sich auf die Knie fallen lassen und sah sich den Boden des kleinen Plastikgefäßes genauer an.

„Da hat noch jemand was mit einem schwarzen Filzstift draufgemalt", meinte sie. „Das sind Buchstaben. Eindeutig: K Punkt L Punkt." Sie guckte überrascht zu Ronny. „Initialen?"

„Wenn das unserem Giftmörder gehört, dann ist der Typ ziemlich dämlich", urteilte der. „K L?", fragte Silas. „Kennen wir jemanden, der solche Anfangsbuchstaben hat?"

„Klar", sagte Rahel und holte ein paar dünne Einweghandschuhe aus ihrer Hosentasche. „Bauer Langenhagen heißt Kurt mit Vornamen."

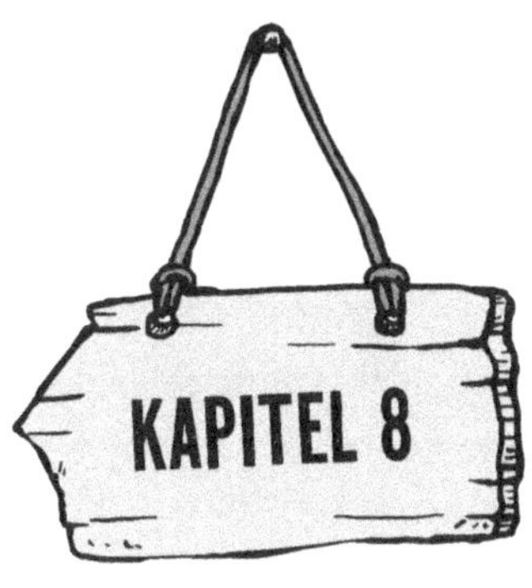

UNTER VERDACHT

„D... Der macht so was nich!", protestierte Anton.

„Das kann man nie wissen", meinte Rahel.

„Wer?", fragte Frau Wölker. „Wer macht so etwas nicht?" Sie war eben wieder bei den Teens angekommen und erfasste die Lage mit einem Blick. „Ihr habt keine Köder, sondern das Gift gefunden!"

„Könnte Zufall sein", meinte Silas.

„Klar", sagte Rahel.

„Was bitte? Was könnte Zufall sein?", fragte die Jägerin.

„Auf dem Boden des Kanisters sind die Initialen von Bauer Langenhagen", sagte Rahel. „Ich glaube nicht an einen Zufall, Silas."

„Ich auch nicht", stimmte Sophia zu und dachte an das laute Lachen des Bauern neulich.

Frau Wölker guckte nachdenklich.

„Also, ehrlich gesagt kann ich mir das nicht vorstellen", sagte sie langsam. „Aber wenn ihr wollt, fahren wir direkt zu ihm und fragen ihn."

Ronny riss die Augen auf.

„Echt jetzt? Zum Langenhagen?"

„Natürlich“, sagte Frau Wölker. „Besser man redet *mit* jemandem statt *über* ihn. Das bringt mehr. Jedenfalls, wenn man die Wahrheit herausfinden will.“

„Und die toten Vögel?“, fragte Silas.

Mittlerweile hatte er das Beweisstück eingetütet und den Beutel mit einem Clip verschlossen. Rahel hielt ihm ihren offenen Rucksack hin, sodass Silas den kleinen Kanister hineinfallen lassen konnte.

„Um die kümmern sich die Beamten. Die sind schon unterwegs. Ich habe ihnen die GPS-Daten von der Anhöhe geschickt, und der Bus ist ja nicht zu verfehlen. Von da aus sind die Kadaver gut zu sehen.“

„Sorry, also, ich meine, das ist total nett, aber ich frage trotzdem erst unseren Opa“, entschuldigte sich Silas und hielt suchend sein Handy in die Höhe. Seufzend stapfte er dann Richtung Anhöhe. Anton begleitete ihn.

„I... Ich kenn die doch“, murmelte er. „Wölker heißt die. Clara Wölker.“

„Ja, das mag sein, trotzdem können wir nicht einfach so mitfahren.“

Doch Opa gab schnell sein Okay. Er kannte die Jägerin als zuverlässige und gewissenhafte Frau. Nicht viel später saßen sie zu sechst in Claras Waldauto, wie sie es nannte, und rumpelten über den Fahrweg. Anton thronte auf dem Vordersitz des alten SUV, während sich die Geschwister mit ihren Freunden auf die Rückbank gequetscht hatten. Rahel saß halb auf Silas Schoß und hatte als Einzige keinen Gurt. Silas versuchte, sie irgendwie festzuhalten.

„Kannst du dir sparen“, sagte Ronny. In diesem Moment rollte der Wagen über einen kleinen Felsen. Der große Junge wurde von seinem gefederten Sitz in die Höhe katapultiert und stieß mit dem Kopf an die Decke. „Autsch, verflixt!“, schimpfte er und rieb sich den Schädel. „Bei einem Unfall hast du keine Chance gegen die Fliehkräfte. Ich hätte mein Rad nehmen sollen."

„Tut mir leid", sagte Clara. „Aber so sind wir einfach schneller. Ich habe nachher noch einen Termin, den ich einhalten muss. Ist der Kopf noch dran?"

Sie warf einen Blick in den Rückspiegel.

„Ich glaub schon", meinte Ronny.

„Sobald wir bei Schmicklers sind, laden wir alles ab, und du kannst mit deinem Drahtesel weiterfahren. Auf der öffentlichen Straße ist es mir lieber, wenn ihr alle angeschnallt seid."

Ronny guckte besorgt über die Schulter, denn Frau Wölker fuhr recht zügig. Er machte sich mehr Sorgen um sein Bike als um seinen Kopf. Aber den Rädern auf der Ladefläche des Waldautos ging es gut. Die Jägerin hatte sie mit ein paar Decken gepolstert.

Gegen sechszehn Uhr fuhr Frau Wölker mit Anton und drei Teens in ihrem Auto auf den Hubertushof. Ronny, der über einen Schleichweg gefahren war, kam nur ein paar Sekunden später an. Herr Langenhagen wohnte außerhalb des Dorfes zwischen seinen Feldern. Aussiedlerhof nannte man das, hatte ihnen die Jägerin unterwegs erklärt, und der Grund für solche Höfe war der Platzmangel innerhalb des alten Bauerndorfes. Herr Langenhagen hatte seinen Besuch bereits entdeckt. Er trug gelbe Gummistiefel und stand an einem halb beladenen Anhänger, der schon an seinen Porsche Cayenne gekuppelt war. Die Ladung unter dem Verdeck kam Rahel auf den ersten Blick bekannt vor, doch ehe sie einen zweiten darauf werfen konnte, schlug der Bauer schnell die blaue Plane herunter und stapfte behäbig auf sie zu.

„Ah, Clara und die halbe Schmickler-Familie. Wie komme ich zu diesem seltenen Vergnügen?", begrüßte er die Ankömmlinge gönnerhaft.

Die Jägerin gab ihm die Hand. Sophia sah sich um und staunte still darüber, wie groß das Grundstück war. Außer dem großzügigen, modernen Einfamilienhaus, das wohl Familie Langenhagen bewohnte, gab es noch zwei weitere Wohngebäude, in deren Fenstern Schilder mit der Aufschrift „Ferienwohnung" standen. Neben den langgestreckten Gewächshäusern aus Glas waren die Stallungen zu sehen. Es roch nach Pferd, und irgendwo hörte man Hühner gackern. Dann gab es noch einen unverputzten Neubau, dessen Tor weit offen stand, sodass man die vielen leeren Regale darin sehen konnte. Der kleine Hofladen, der nicht viel größer als eine Garage war und dessen heller Anstrich in der Sonne leuchtete, war gut besucht. Die Tür stand offen, und immer war jemand da, der sich mit Obst und Gemüse, Eiern oder Honig eindecken wollte. Den Kaufpreis warf man einfach in passenden Münzen oder Scheinen durch den Schlitz der dafür vorgesehenen Geldkassette.

„Grüß dich, Kurt. So vergnüglich ist unser Treffen leider nicht", sagte Frau Wölker. Sie kam gleich zur Sache. „Ich habe oben am Dungkopfsee mit Gift präparierte Köder gefunden ..."

„Was zum Henker geht in meinem Revier vor?!", polterte der Bauer los. Sein Gesicht färbte sich rasch dunkler. „Als hätte ich nicht schon genug Ärger mit der Wilderei."

Frau Wölker ließ sich davon nicht beeindrucken. Sie redete einfach weiter.

„Nicht weit davon liegen zwei verendete Kormorane. Die Teens haben sie entdeckt. Als sie den Wald um die Fundstelle abgelaufen sind, ist ihnen das hier in die Hände gefallen."

Wie auf Kommando hielt Silas die Tüte mit dem kleinen Giftkanister in die Höhe. Bauer Langenhagen stutzte, dann griff er nach dem Plastikbeutel, las die Initialen und kratzte sich am Kopf.

„Na, so was. Das gehört mir“, erklärte er sachlich. „Ich fülle Dünger oder Pflanzenschutzmittel immer aus den großen Gebinden in diese handlicheren Dinger um. Habe Dutzende davon auf Lager.“ Er drehte den Deckel von dem kleinen Kanister und roch daran, ohne ihn anzufassen. Angewidert verzog er das Gesicht. „Bah! Farbe und Geruch passen zu E 605.“ Er wurde wieder lauter. „Ich vergifte doch keine Tiere! Das solltest du wissen, Clara.“

„Natürlich nicht“, sagte die Jägerin versöhnlich. Beruhigend legte sie die Hand auf Bauer Langenhagens Arm und lachte kurz. „Aber wie kommt das Gift in den Wald? Das fragen wir uns.“

Der Bauer zuckte die Schultern. Sein Gesicht hatte sich wieder aufgehellt, und seine Augen funkelten schelmisch. Er verschloss den Behälter sorgfältig.

„Was weiß ich?“, brummte er und zeigte auf den Neubau. „Wie ihr seht, baue ich einen neuen Geräteschuppen. Den alten dahinter reiße ich gerade ab. Da lagern noch ein paar halbvergammelte Sachen. Es kann sein, dass da jemand dran war und sich unerlaubt bedient hat. Die Tür klemmt, und das Schloss schließt nicht mehr richtig.“

„Muss man so Gift nicht sicherer aufbewahren?“, fragte Rahel.

Herr Langenhagens Augen wurden enger als die Schlitze seiner Geldkassette.

„Deshalb baue ich ja neu, Fräulein Neunmalklug, und entsorge den alten Kram, weil ich genau das tun will. Ihr dürft euch gern von meinen guten Absichten überzeugen“, lud er sie ein und marschierte in Richtung Geräteschuppen davon. Frau Wölker folgte ihm. Auch die Detektei ließ sich nicht zweimal bitten. Das Dach des alten Schuppens war bereits abgedeckt und die ausgehängte Tür draußen an die Wand gelehnt.

„Hannes?“, rief der Bauer seinen Angestellten, der in einem kleinen Bagger saß und sich ein Feierabend-Bierchen genehmigte. „Bist du fertig mit dem Dünger und dem Gift?“

Hannes ließ sich nicht aus der Ruhe bringen. Er nahm einen langen Schluck aus seiner Flasche. Dann erst nickte er und zeigte auf zwei schwarze Mörtelwannen. „Wenn du die Eternitplatten nachher entsorgt hast, Kurt, lad ich das auf den Hänger und fahre morgen zur Sondermüllsammelstelle.“

Bei „Eternitplatte“ klingelte etwas in Rahels Kopf. Natürlich! Der Bauschutt an der Brehl mit dem gefährlichen Asbest, das waren auch solche Wellplatten gewesen! So ähnliche hatte sie eben auf dem Hänger unter der blauen Plane gesehen. Verstohlen sah sie zu Ronny. Der nickte wissend. Auch ihm war der sperrige Bauschutt nicht entgangen.

„Wo der Bauer die Platten wohl ‚entsorgen‘ will?“, raunte er Rahel zu, während sie Silas und Anton folgten, die zu den Wannen gingen, um deren Inhalt unter die Lupe zu nehmen.

„Tatsächlich“, sagte Silas und zeigte auf einen grau-weiß gestreiften Metallkanister, der teilweise verrostet und eingedellt war. Rahel und Ronny traten näher. „Ein ganzes Kilo E-605-Staub. *Vorsicht!*“, las Silas die rote Schrift vor. „Nitrophenol-Thiophosphorsäureester. Bei sachgemäßer Anwendung ungefährlich.“

„Was du nicht sagst“, meinte seine Schwester.

„Seht ihr, alles in bester Ordnung“, wandte sich der Bauer an die Teens. „Vielleicht habe ich das angerührt und in die Flasche da gefüllt, die ihr gefunden habt, aber das ist ewig her. Ich benutze keine verbotenen Substanzen. Der Kram kommt morgen in den Müll, und keiner hier auf dem Hof rührt das an. Für Diebe und Einbrecher bin ich nicht verantwortlich.“

Er guckte Rahel streng an.

„Danke, Kurt“, sagte Frau Wölker. „Das Ordnungsamt ist schon informiert. Ich werde das Beweisstück dort abliefern.“

„Am besten lieferst du die Vögel auch direkt da ab, Clara. Bis die sich bequemen und rausfahren, sind die Viecher verwest." Er lachte dröhnend und gab Clara den kleinen Kanister mit dem Gift zurück. „Nichts für ungut. Ein bisschen Spaß muss sein."

„Dann ist die Welt voll Sonnenschein", ergänzte Onkel Anton.

Das tat er bei deutschen Schlagertexten immer automatisch und ohne zu stottern.

„Glauben Sie ihm?", fragte Rahel Frau Wölker, als alle außer Ronny wieder in Claras Auto saßen.

„Bis das Gegenteil bewiesen ist, glaube ich erst einmal jedem Menschen", sagte die Jägerin. „Was nicht heißt, dass ich unvorsichtig werde. Ihr könnt übrigens ruhig Clara zu mir sagen", schlug sie vor. „Schließlich arbeiten wir gerade irgendwie zusammen, oder? Ich halte euch auf dem Laufenden, wenn ich Neuigkeiten zu den toten Tieren bekomme, okay?"

„Okay ... äh ... Clara", sagte Rahel. „Das wäre cool. Gehen da oben am See eigentlich viele Leute spazieren?"

„Am Dungkopfsee? Nein, der ist ziemlich klein und abgelegen und nicht für jeden mit dem Auto zu erreichen. Ist jetzt auch nicht so die Attraktion."

„Hm. Dann kommt natürlich auch noch der andere komische Mann infrage, der da rumlief", überlegte Sophia.

„Ja, natürlich", erinnerte sich Silas. „Er hatte einen Jagdhund bei sich, Kurzhaar und braun gefleckt, und war ziemlich unfreundlich zu uns."

„Er hatte auch ein Gewehr und trug dieses grüne Zeug", ergänzte Sophia.

„Mit grünem Zeug meinst du wohl die unauffällige Jagdkleidung, oder?", fragte Clara schmunzelnd.

„Jaaha. Tiere finden die vielleicht unauffällig."

„Wie sah er denn aus?", fragte die Jägerin, als sie auf die Bundesstraße fuhr, die rechts nach Burgenach führte und links Brehl in zwei Hälften trennte. „Eigentlich kenne ich alle, die hier auf die Jagd gehen."

„Ganz normale Figur. Vielleicht einen Meter achtzig. Kurze graue Haare, grau-weißer, riesiger Vollbart", beschrieb Silas. „Dunkle Hornbrille. Hat Pfeife geraucht. Roch nach Karamell."

„Stank", sagte Sophia. „Und der Hund hieß Benno."

Frau Wölker schmunzelte nicht mehr.

„T... Theo Lenzen heißt der", warf Anton ein.

„Waas? Das ist jetzt nicht dein Ernst, Anton! Du kennst den?", rief Silas fassungslos. „Warum hast du das nicht gleich gesagt?"

„D... Du has mich nicht gefragt", sagte Anton.

Sophia kriegte sich kaum ein vor Lachen.

„Da hat er recht, Silas", prustete sie. „Nächstes Mal fragen wir dich, Anton. Du bist schließlich hier aufgewachsen."

Clara lachte nicht mit.

„Das ist schlecht", sagte sie.

„N... Nö, das ist gut. D... Das ist gut, hier aufgewachsen zu sein", sagte Anton grinsend.

Frau Wölker hielt an der einzigen Ampel, die es in Brehl gab. Sie blickte kurz zu Anton auf dem Beifahrersitz.

„Ich meine, es ist schlecht, dass Theo mit einer Waffe unterwegs ist", stellte sie klar.

„Warum?", fragte Rahel, als das Auto anfuhr und rechts ins Dorf bog. „Ich dachte, das machen alle Jäger so."

„Ja, aber nur auf der Jagd, und nicht ohne gültigen Jagdschein. Herr Lenzen hat seinen verloren. Er darf also gar keine Waffe mehr führen." Clara seufzte leise. „Jetzt muss ich ihn melden."

„V... Vielleicht hat er den wiedergefunden", meinte Anton.

„Nein, Anton, er hat ihn nicht aus Versehen verloren, sondern er wurde von der Behörde eingezogen. Das bedeutet, dass er nicht mehr jagen gehen darf, jedenfalls für eine bestimmte Zeit."

„Warum?", fragte Rahel noch einmal, als das Auto auf den alten Schmicklerhof fuhr.

„Das kann euch euer Opa erzählen. Raus mit euch", sagte Frau Wölker und blieb sitzen. Opa kam aus dem Haus, um sie zu begrüßen.

„Hallo, Clara. Danke, dass du die Kinder nach Hause gebracht hast."

„Gerne, Pit. Wie geht es deinem Caruso? Gibt es etwas Neues?"

„Ich habe ihn gerade abgeholt."

„C... Caruso is zurück, Rahel. Haste gehört?", fragte Anton, obwohl Rahel neben Opa stand und kein Zweifel daran bestand, dass sie jedes Wort verstanden hatte. Dann ging er zügig auf die Eingangstür zu, ohne die Antwort abzuwarten.

„Ja, habe ich", rief sie ihm hinterher und drückte ihren Großvater kurz. „Mann, bin ich froh, Opa. Weiß man schon, welches Gift es war? Etwa auch E 605?"

Opa schüttelte den Kopf.

„Nein. Weder E 605 noch sonst eines der gängigen Gifte, sagte Frau Dr. Foggler. Deswegen dauert die Analyse auch noch an."

„Seltsam", meinte Frau Wölker nachdenklich. „Aber es gibt noch eine schlechte Neuigkeit, Pit: Theo ist wieder mit Benno auf der Pirsch."

„Er trägt im Wald eine Waffe?", fragte Opa.

Frau Wölker verzog den Mund und nickte.

„Dieser Mann ist unbelehrbar", sagte Opa und schüttelte den Kopf.

„Ich werde ihn gleich melden. Deine Kids haben ihn gesehen."

„Nur Ronny, Sophia und ich haben Herrn Lenzen gesehen, Opa", korrigierte Silas, als Claras Wagen vom Hof rollte. „Rahel war nicht dabei. Kannst du uns erzählen, warum Herr Lenzen keinen Jagdschein mehr hat?"

„Da gibt es nicht viel zu erzählen. Er ist betrunken Auto gefahren und wurde verurteilt", sagte Herr Schmickler.

„Und deswegen nimmt man ihm den Jagdschein weg?", frage Rahel ungläubig. „Das hat doch gar nichts mit dem Jagen zu tun."

„Nein, das ist auch nicht nötig. Es spielt keine Rolle, was genau der Jäger oder die Jägerin falsch gemacht hat. Wenn jemand zu einer Geldstrafe in einer bestimmten Höhe verurteilt wird, dann nimmt man an, dass dieser Mensch nicht mehr zuverlässig genug ist, um eine Waffe zu führen. Und dann wird ihm der Jagdschein entzogen."

„Oha."

„Außerdem mussten wir damals davon ausgehen, dass Herr Lenzen an Alkohol gewöhnt war. Gesunde Menschen können mit so viel Promille im Blut gar nicht mehr Auto fahren."

Silas dachte an Ronnys Vater, der auch ein Problem mit dem Alkohol hatte, und sein Hals wurde eng.

„Ist schon irgendwie logisch, oder?", meinte Rahel. „Man kann ja nicht jeden mit einer Waffe herumlaufen lassen."

„Genauso ist es", sagte Opa. „Das geschieht in solchen Fällen auch zur Vorbeugung, damit nichts Schlimmeres passiert. Eine Waffe ist immer gefährlich, sobald sie geladen ist, und man sollte auf jeden Fall nüchtern sein, wenn man damit hantiert. Deine Mutter kommt übrigens in zwei Minuten und holt dich ab, Sophia. Wolltet ihr drinnen warten?"

Rahel sah auf die Uhr.

„Nein, Opa. Ich muss meine Schwimmsachen packen. Bin leider spät dran. Heute ist das letzte Mal Training im Freibad. Das verpasse ich nur ungern. Tschüss, Sophia."

„Geht klar, bis morgen", sagte ihre Freundin.

Als Frau Mombauer auf den Hof fuhr, war Rahel schon mit ihrem Fahrrad auf dem Weg nach Burgenach.

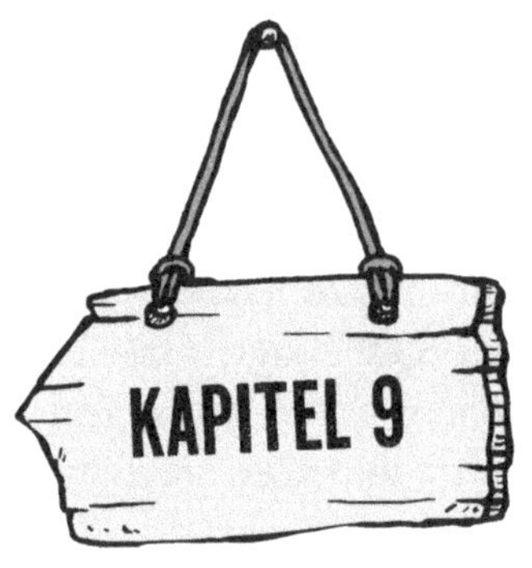

SHERLOCK UND WATSON

Ronny hielt an, um den Radfahrer vorbeifahren zu lassen, den er hinter sich hörte. Der sollte nicht mitbekommen, dass er sein Bike kurz vor der Einfahrt zu Bauer Langenhagens Hof im Gebüsch versteckte. Der große Junge sah sich nicht um, sondern tat, als guckte er interessiert auf sein Handy, das in einer Halterung am Fahrradlenker steckte. Gleichzeitig tastete er in der Jackentasche nach dem kleinen GPS-Tracker, den er vor ein paar Tagen im Internet bestellt hatte. Heute würde dieser seinen ersten Einsatz erleben. Noch stand der Anhänger mit der blauen Plane auf dem Hof, aber bald würde die Sonne untergehen, und wenn er mit seinen Vermutungen recht hatte, müsste der Bauer in der Dämmerung zu seiner „Entsorgungsfahrt“ aufbrechen. Erst als Bremsen neben ihm quietschten, sah Ronny hoch.

„Was machst du denn hier?“, fragte eine helle Mädchenstimme, und der Junge sah verdutzt zu Rahel, die neben ihm abbremste.

„Pst, nicht so laut! Es muss keiner wissen, dass wir hier sind“, meckerte er. Dann sah er Rahels Fahrradkorb, in dem ihre Schwimmtasche lag. „Das ist der falsche Weg zum Freibad, Sherlock.“

„Ich weiß. Aber offenbar hatten wir beide die gleiche Idee ... Ronny." Rahel ließ den Spitznamen, den sie Silas' bestem Freund sonst gerne verpasste, ausnahmsweise weg. Sie musste sich nicht mehr für jede Stichelei revanchieren.

„Dir ist auch aufgefallen, dass Hannes ‚nachher' gesagt hat, als er von der Entsorgung der Eternitplatten gesprochen hat?", fragte Ronny.

„Ja. Aber nachher haben alle Deponien geschlossen. Wenn der Bauer den Bauschutt heute noch entsorgt, dann jedenfalls nicht legal."

Ronny nickte.

„Ich werde für Mama etwas im Hofladen kaufen. Dabei sehe ich nach dem Hänger. Sobald er losfährt, folge ich", verkündete Rahel.

Sie ging los, um ihr Rad auf den Hof zu schieben, doch Ronny hielt sie am Arm fest.

„Warte", sagte er. „Der ist doch viel schneller als du." Er zog den kleinen Peilsender aus der Tasche. „Ich gehe zuerst und verpasse ihm das Ding hier. Dann kann ich mit meinem Handy verfolgen, wohin er fährt. Wenn irgendeiner rauskommt, bevor ich fertig bin, lenkst du ihn ab, okay?"

„Okay", stimmte Rahel sofort zu.

„Okay?", fragte Ronny verblüfft. „Einfach so? Okay?"

Rahel lächelte.

„Warum nicht?"

„Weil ... ach, egal ..."

Der Junge versteckte sein Rad wie geplant in der großen Kirschlorbeerhecke, die das Grundstück umgab. Dahinter war als zusätzlicher Schutz ein mittelhoher Metallgitterzaun verborgen, doch die Einfahrt stand nach wie vor offen. Vielleicht schloss der Bauer sie nicht einmal bei Nacht. Hier auf dem Dorf fühlte man sich normalerweise auch im Dunkeln sicher. Viele schlossen nicht einmal ihre Haustür ab.

Es war fast Abendbrotzeit, und niemand ließ sich draußen sehen. Zum Glück hatte Bauer Langenhagen keinen Hund. Jedenfalls hatte Ronny vorhin keinen bemerkt. Möglichst unauffällig schlenderte er auf das Grundstück und blieb im Schatten des Anhängers stehen. Vom Wohnhaus aus war er jetzt nicht mehr zu entdecken, selbst wenn jemand zufällig aus dem Fenster guckte.

Ein paar Sekunden wartete der Junge, ob sich der Bauer oder sein Angestellter blicken lassen würde. Dann ging Ronny in die Hocke, warf sich auf den Rücken und verschwand unter dem Anhänger. Zügig schob er sich in die Mitte des zweirädrigen Wagens, tastete vorsichtig nach einer geeigneten Stelle des Unterbaus und hielt dann den Peilsender an das Metall. Ein lautes PLONG! zeigte an, dass der integrierte, kräftige Magnet sein Ziel erreicht hatte. Ronny hielt erschrocken die Luft an. Als er langsam wieder ausatmete und den Rückweg antreten wollte, öffnete sich die Haustür, und Licht fiel auf die Eingangsstufen. Mist! Zu spät. Er hörte, wie der Bauer sich von seiner Frau verabschiedete. Gummi quietschte, und schon sah der Junge die gelben Stiefel von Kurt Langenhagen direkt vor seiner Nase. Anscheinend kontrollierte er die Plane des Hängers und zog die Verschnürung fester, denn die Stiefel wanderten einmal um den Wagen herum, und der Metallboden über Ronny schaukelte ab und zu.

„So“, knurrte der Bauer schließlich und öffnete die Fahrertür seines Porsche Cayenne.

Sherlock, wo bleibst du?, fragte sich Ronny. *Ich habe keine Lust, mich zerquetschen zu lassen, wenn er gleich rückwärts rangiert.*

„Na, so was“, sagte Herr Langenhagen in diesem Moment und trat vor den Reifen auf seiner Seite des Hängers. „Der könnte ein bisschen mehr Luft vertragen. Hannes! Bring mal den Kompressor!“, brüllte er, statt sich selbst in die Scheune zu bewegen.

Na klasse, dachte Ronny. *Gleich springen hier zwei Männer herum. Und wenn Hannes sich hinkniet, um die Luft aufzufüllen, sieht er mich wahrscheinlich. Sherlock, mach was!*

„Moment!", schrie Hannes zurück, und Ronny tastete nervös nach etwas, an dem er sich notfalls festhalten und unter den Hänger klemmen konnte. Gerade, als er eine Möglichkeit gefunden hatte, sich zumindest kurz festzuhalten, radelte Rahel auf den Hof.

„Guten Abend, Herr Langenhagen", sprach sie den Bauern direkt an. „Mama braucht dringend jede Menge Lauch", keuchte sie und tat, als sei sie gerade erst hierher gesprintet. „Kann ich noch was kriegen?"

„Natürlich. Hinten im Selbstbedienungshäuschen. Hättest du auch vorhin mitnehmen können."

„Super ... äh, ja, ist mir zwar peinlich, aber ich weiß nicht so genau, wie das Gemüse aussieht. Können Sie mir bitte helfen?"

Kopfschüttelnd schlug Bauer Langenhagen die Autotür zu und ging auf Rahel zu.

„Was lernt ihr eigentlich heutzutage in der Schule?", fragte er. „Früher hatten wir noch Fächer wie Hauswirtschaft."

„Echt? Boah, wie cool", täuschte Rahel Begeisterung vor. „So richtig mit Kochen und so?"

Die Stimmen entfernten sich, und Ronny hörte nicht, wie die Antwort lautete. Er war auch nicht daran interessiert und machte, dass er unter dem Hänger wegkam, ehe Hannes auf der Bildfläche erschien. Es funktionierte. Als er gerade sein Fahrrad wieder aus der Hecke geklaubt und sein Handy mit dem Sender verbunden hatte, tauchte Rahel auf. Sie trug ihre Schwimmtasche nun auf dem Rücken, und ihr Fahrradkorb war voll mit dunkelgrünen Porreestangen.

„Stell dir vor, Lauch ist dasselbe wie Porree", sagte sie und grinste Ronny an. Doch der lachte nicht.

„Du hättest wirklich schneller auftauchen können. Ich hatte schon Angst, du wärst wieder nach Hause gefahren", zog Ronny sie auf und zeigte auf den roten Punkt auf dem Display. „Es funktioniert."

Neugierig beugte sich Rahel über den Fahrradlenker.

„Krass! Was kostet so ein Teil?"

„In dem Fall knapp sechzig Euro. Er ist wasserdicht und sendet alle fünfzehn Sekunden den Live-Standort." Der Junge sah sich um. „Aber wir sollten losradeln Richtung Straße. Angeblich braucht deine Mutter das Gemüse. Wenn wir hier herumstehen, machen wir uns nur verdächtig."

Rahel stieg auf ihr Rad. Als sie den kleinen Stichweg zum Hof verließen und auf die einspurige Straße kamen, die rechts nach Burgenach führte, sahen sie hinter sich schon die Scheinwerfer des Porsche. Weil es langsam dunkel wurde, schalteten sie ihre Radbeleuchtung ein und bogen links auf den Fahrrad- und Fußweg nach Brehl ab. Der Porsche fuhr rechts. Er musste ja die Straße nehmen. Als die Rücklichter nicht mehr zu sehen waren, drehte Ronny um und wollte dem Bauern so schnell wie möglich folgen, doch Rahel hielt ihn zurück.

„Warte, ich habe da so eine Ahnung. Dem gehört doch halb Brehl und jede Menge Wald, oder? Wenn der das Zeug illegal entsorgt, dann bestimmt auf einem seiner eigenen Grundstücke. Bestimmt liegt irgendeins davon weit genug weg, aber dann muss er auf jeden Fall Richtung Brehl zurückfahren."

Gespannt sahen sie auf das Display. Der kleine, blinkende Punkt entfernte sich immer mehr. Und hielt dann kurz an.

„Jetzt ist er auf die Kölner Straße gestoßen. Wenn er links abbiegt und an der Brücke noch einmal links auf die B 266 fährt, kommt er gleich wieder an uns vorbei."

„Bingo", sagte Ronny, nachdem er eine Weile auf den blinkenden Punkt gestarrt hatte. „Er fährt links ... Und wieder links. Dann fahren wir auch links."

Rahel trat schon in die Pedale. Parallel zur Bundesstraße sausten sie bis in die Höhe des Kriegerdenkmals aus dem Zweiten Weltkrieg. Dann überquerten sie die B 266. Der Punkt auf Ronnys Display hatte sie fast wieder erreicht. Sekunden später überholte er sie und raste in Richtung Bad Neuenbrehl.

„Hinterher?", fragte Rahel.

„Ja, klar!", antwortete Ronny. „Könnte aber weit werden. Hast du genug Puste?"

„Ich wollte heute sowieso meine Beine trainieren."

Nach zehn Minuten rascher Fahrt auf der Bundesstraße, die sich durch zwei kleinere Vororte von Bad Neuenbrehl schlängelte und dort zur normalen Hauptstraße mit Tempo fünfzig wurde, hielt Ronny plötzlich an. Rahel fuhr fast auf. Inzwischen waren sie ein ganzes Stück von dem Anhänger entfernt, doch das Signal war immer noch deutlich zu sehen.

„Der fährt zum Dungkopfsee", stellte Ronny fest.

„Ich dachte, da kommt man mit dem Auto nicht hin", sagte Rahel.

„Wenn dir der Wald gehört, schon. Er wird die Forstwege nutzen und hat einen Schlüssel für die Schranken."

„Tatsächlich", japste Rahel nach einem Blick auf die Anzeige.

„Da kenne ich eine Abkürzung", sagte Ronny, wendete und fuhr mit seinem Mountainbike rechts in den Wald. Es ging bergauf, und Rahel war in der einsetzenden Dunkelheit froh über ihre hervorragende Vorderlampe. Sie strampelte und verlor jedes Zeitgefühl. Doch die Fahrt konnte nicht allzu lange gedauert haben, denn es war immer noch nicht ganz dunkel, als sie im letzten Tageslicht die Wasserfläche des Sees schimmern sahen. Hoffentlich hatte Watson recht mit seiner Vermutung.

„Da ist er!", flüsterte Ronny.

Sein rechter Arm zeigte auf den Porsche mit Anhänger, der gerade an dem kleinen, privaten Waldparkplatz vorbeifuhr, von dem aus es nur noch ein kurzes Stück bis zum See war. Direkt nach dem Parkplatz führte ein Holzweg in den Wald. Herr Langenhagen fuhr langsam. Die Scheinwerfer hatte er auf Standlicht geschaltet. Gekonnt wendete er sein Fahrzeug und manövrierte den Hänger rückwärts in diesen Weg, bis er den Rand eines alten Bombentrichters erreichte. Dort rangierte er den Hänger so, dass die Klappe zum Hang zeigte. Dann hielt er an und stieg aus seinem Wagen.

Mit schweren Schritten stakste der Bauer an seinem Hänger vorbei, um einen Blick in das große Loch zu werfen, das der Zweite Weltkrieg dem Wald hinterlassen hatte. Der Boden fiel ziemlich steil ab. Ronny und Rahel hatten ihre Räder an einen Baum gelehnt und näherten sich dem Bombentrichter zu Fuß. Aus sicherer Deckung beobachteten sie, wie der Bauer die Plane aufband und hochschlug. Schließlich klappte er das hintere Alubrett des Hängers nach unten und löste die Kippfunktion aus. Polternd rutschte der Bauschutt den Hang hinunter. Der Bombentrichter füllte sich mit hellem Staub.

„Wir hatten recht", triumphierte Rahel. „Vielleicht sind die Asbest-Platten an der Brehl auch von ihm. Die sehen genauso aus." Sie zückte ihr Handy, stellte den Blitz ab und schoss ein paar Beweisfotos im Nachtmodus. Doch Ronny antwortete nicht. Er hatte sich lautlos von Rahel entfernt und schlich Baumstamm für Baumstamm näher an den Porsche heran, bemüht, nicht auf trockene Zweige zu treten.

„He!", flüsterte Rahel und beobachtete mit angehaltenem Atem, wie Ronny am Hänger ankam. Mittlerweile war es fast dunkel geworden. Um besser sehen zu können und trotzdem beide Hände frei zu haben, setzte Kurt Langenhagen eine Stirnlampe auf. Dann schloss er die Ladeklappe des Hängers.

Ronny nutzte den Moment, als der Bauer hinten links begann, die Plane wieder festzuzurren. Seine kleinen Augen richtete er dabei konzentriert auf seine Arbeit. So bemerkte Langenhagen nicht, dass sich Ronny im Schatten der Nacht wie ein geölter Blitz von der anderen Seite unter den Anhänger schob.

„Der ist verrückt geworden. Er holt sich seinen Peilsender zurück", hauchte Rahel.

Unter dem Hänger war die Nacht schwarz. Weder die Sterne noch die Strahlen der Stirnlampe drangen bis zu dem Teenager auf den Waldboden. Ronny konnte nichts sehen, auch nicht, als der Bauer zur Fahrertür ging und sie öffnete. Blind und nervös fuhren seine feuchten Fingerspitzen über die Karosserie des Hängers. Als sich Herr Langenhagen in den Sitz fallen ließ und die Autotür zuschlug, hatte Ronny den Sender immer noch nicht gefunden. Erst als der Bauer den Motor anließ und das Licht anging, schlossen sich seine Finger um das kleine Kästchen. Er zog kräftig daran. Der Tracker löste sich vom Metall. Hastig ließ der Junge das Gerät in seiner Hosentasche verschwinden.

Doch als er gerade unter dem Hänger hervorrobben wollte, begann der Fahrer schon, auf der Stelle zu rangieren. Haarscharf rollte ein Reifen an Ronnys linker Hand vorbei. Er spürte das Gummi, zog erschrocken seinen Arm zu sich und fasste an die Strebe über seinem Kopf. Wie gut, dass er vorhin mit mehr Licht seine Möglichkeiten ausgelotet hatte. Er spannte seinen Körper an und zog sich mit aller Kraft in die Höhe. Seine Füße fanden Halt an einer kleinen Ausbuchtung, doch lange würde er sich so nicht halten können. Hände und Arme schmerzten sofort vor Anstrengung. Sobald der Hänger gerade stand, würde er loslassen müssen. Hoffentlich erst dann!

Rahel biss sich vor Schreck auf die Zunge. Im Geiste sah sie Ronny schon zu Brei gefahren vor sich. Sie schluckte Spucke, die nach Blut schmeckte, und beobachtete die Szene mit klopfendem Herzen. Für den Bruchteil einer Sekunde überlegte Rahel, das Wendemanöver durch lautes Schreien zu stoppen, entschied sich dann aber dagegen. Stattdessen kniff sie die Augen zusammen und begann lautlos zu beten, bis sie den Porsche davonfahren hörte. Als sie vorsichtig die Augen öffnete, lag ein Schatten still auf dem Waldweg. Er hatte Ronnys Größe. Die Rücklichter des Hängers waren nur noch kleine rote Punkte. Rahel lief zu dem Jungen.

„Alles in Ordnung?", keuchte sie und hielt Ronny mit zitternder Hand ihre Handylampe ins blasse Gesicht. Der hob abwehrend den Arm und blinzelte.

„Ja, ich habe den Sender."

Dann drehte er sich stöhnend auf die Seite. Im Licht des Handys sah Rahel, dass sein langärmeliges Shirt hinten eingerissen war, so als sei Ronny über einen spitzen Stein gezerrt und seine Kleidung dabei aufgeschlitzt worden.

„Du bist verletzt", rief Rahel erschrocken.

„Schrei doch noch lauter", fuhr Ronny sie an und sah sich um, als gäbe es hier mitten im Wald eine Nachbarschaft, die nicht gestört werden wollte. Dabei war nun selbst der Anhänger nicht mehr zu sehen.

„Kann ... kann ich dir irgendwie helfen?"

„Nein, Mann! Lass mich einfach in Ruhe, Sherlock", schimpfte Ronny und setzte sich mit zusammengebissenen Zähnen auf. „Spiel woanders den barmherzigen Samariter."

„Wie du willst, Watson", sagte Rahel und presste die Lippen aufeinander. Wo war bloß der eigentlich freundliche Ronny geblieben? Verwirrt sah sie zu, wie der beste Freund ihres Bruders aufstand, sichtlich bemüht, sich keinen Schmerz anmerken zu lassen.

„Und jetzt hör auf, mich zu blenden. Leuchte lieber auf den Weg."

„Schon gut. Das hätte ich sowieso gemacht, auch ohne deinen Befehl", sagte sie und richtete ihr Handy auf den Waldboden. „Was ist nur los mit dir? Warum bist du so ... anders?"

„Ich?! Du spinnst ja. Du bist die, die sich verändert hat", blaffte Ronny wütend.

Er zog sein Handy aus der Jeans, um sein eigenes Licht zu haben, und stapfte los, ohne auf Rahel zu warten. Sprachlos blieb Rahel stehen und starrte auf seinen Rücken, der sich rasch entfernte und im Dunkel verlor. *Ich soll mich verändert haben? So ein Quatsch!,* dachte sie. Aber dann fielen ihr Hamburg ein und die Entscheidung für Gott, die sie dort getroffen hatte. Auf einmal verstand sie, und ein Lächeln erschien auf ihren Lippen. Natürlich. Watson hatte recht. Sie hatte sich verändert, sie war nicht mehr dieselbe. Eigentlich schön, dass sogar er das bemerkte.

So schnell sie konnte, lief Rahel Ronny hinterher. Er brachte es sonst womöglich fertig und fuhr ohne sie. Als sie bei den Rädern angekommen war, leuchtete sie mit der Handylampe auf ihren Fahrradkorb. Den armen Porree-Stangen war die wilde Fahrt gar nicht gut bekommen. Es gab kaum noch ein heiles Blatt, und eine Lauchstange war sogar in der Mitte durchgebrochen. Immer noch stumm sortierte Rahel das Gemüse und schwang sich die Schwimmtasche auf den Rücken. Erst dann wandte sie sich wieder an Ronny. Der saß schon auf dem Sattel. Immerhin hatte er gewartet.

„Kannst du Fahrrad fahren?", fragte sie und versuchte, ihre Stimme nicht besorgt klingen zu lassen.

„Seit ich vier bin", brummte Ronny.

„Prima, ich hetze mich jedenfalls jetzt nicht mehr ab, sondern lasse mich bergab rollen."

„Meinetwegen", gab Ronny nach.

Schneller als Rahel es bei ihrem gemächlichen Tempo erwartet hatte, waren die beiden Detektive am alten

Schmicklerhof angekommen. Das war auch gut so, denn es begann in dicken Tropfen zu regnen, noch bevor Rahel ihr Rad in den Schuppen stellen konnte. Bei der Wetterlage würden sich die Waldwege schnell in Schlammpisten verwandeln.

„Willst du nicht hier warten, bis der Regen aufhört?", schlug sie Ronny vor, obwohl der nur noch Asphaltwege vor sich hatte. Der Junge sah kurz zum Himmel. Dunkle, schwere Wolken hatten sich vor die Lichter der Nacht geschoben und es sich dort gemütlich gemacht. Sie bewegten sich kaum vom Fleck. Es war fast windstill.

„Nee. Lohnt sich nicht. Der Regen ist für die ganze Nacht angesagt."

Rahel öffnete die Schuppentür und schob ihr Rad ins Trockene.

„Du kannst auch über Nacht bleiben."

„Nein, danke", knurrte Ronny und verschwand im Regen.

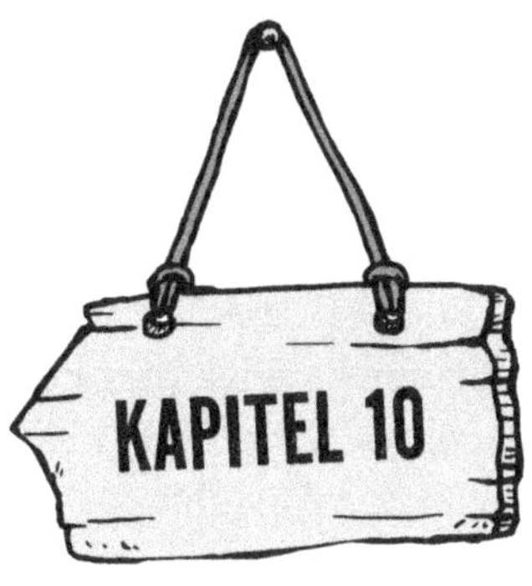

ERMITTLUNGEN AM MITTWOCH

Am nächsten Mittag sah Rahel automatisch auf die Uhr, als Silas nach Hause kam. Er war eindeutig zu früh. Sie ging in die Küche, in der Mama gerade den Döppekooche aus ihrem neuen Ofen zog. Längst hatte der unwiderstehliche Duft des rheinischen Traditionsgerichts jeden Winkel im Haus erobert. Doch jetzt, da die Ofentür offenstand, füllte sich die Küche auch im Nu mit heißen Dampfschwaden.

„Boah, Mama, du bist die Beste", freute sich Rahel. „Dein Kartoffelauflauf riecht genauso gut wie der, den Oma immer gemacht hat."

Oma Schmickler, Opas Frau Irene, war vor etwa eineinhalb Jahren verstorben, und ihr Döppekooche war im ganzen Dorf berühmt gewesen. Sie hatte damit regelmäßig den Wettbewerb am Martinstag gewonnen.

„Omas mit ihrem selbst gemachten Apfelmus war ein Gedicht", sagte Frau Schmickler. „Aber der hier ist hoffentlich auch annehmbar."

„Bestimmt ist er superlecker. Vielleicht hat Silas ihn bis nach Burgenach gerochen. Jedenfalls ist er schon da."

Mit diesen Worten sprang sie die Treppe hinunter, um ihren Bruder zu begrüßen, der gerade seine Jacke an die

Garderobe hängte und ins Gäste-WC ging, um sich die Hände zu waschen.

„Hi, heute keine Erste-Hilfe-AG?“, fragte sie.

„Doch, schon“, brummte Silas und bearbeitete die Seife, als sei sie Knete. „Aber ich hatte heute keine Lust.“

Rahel lehnte sich an den Türrahmen.

„Keine Lust? Du?“

Silas legte die arme, verbeulte Seife zurück in ihre Schale und hielt die Finger unter das lauwarme Wasser.

„Ich kann doch auch mal was ausfallen lassen.“

„Klar. Aber ... Das hat nichts mit der Übung am Samstag zu tun, oder?“

„Und wenn?“

Silas schüttelte die Hände, sodass die Tropfen an die Wand und an den Spiegel flogen. Dann griff er nach dem Handtuch.

„Dann ist es bescheuert. Keiner ist immer perfekt.“

„Das habe ich nie von mir behauptet.“

„Aber du erwartest es von dir.“

„Tue ich nicht.“

Silas rieb mit dem Handtuch auf dem Spiegel herum.

„Ich finde, du hast am besten von uns allen reagiert, als das mit Caruso war. Ihm hast du super geholfen.“

„Caruso ist nur ein Hund. Menschen sind etwas ganz anderes“, wehrte Silas ab und hängte das Handtuch zurück an den Haken. Wenn er an die Übung, das Feuer und Rahels mit Kunstblut geschminktes Bein dachte, schlug sein Herz sofort schneller, und sein Mund wurde trocken.

„Kommt ihr hoch?“, rief Mama von oben.

„Ja“, rief Rahel zurück. „Aber es gibt Menschen, denen dieser Hund etwas bedeutet. Und denen hast du damit auch geholfen, Silas.“

„Kann schon sein.“ Silas schielte sein Spiegelbild an. Rahel lachte fröhlich. „Danke“, sagte Silas.

„Wart's nur ab, Mamas Essen sorgt bestimmt schnell dafür, dass du dich besser fühlst!", versprach sie, und ein Lächeln erschien auf Silas' Gesicht.

„Irgendetwas stimmt nicht!", überlegte Paul Schmickler und klappte seine Aktentasche zu. Irritiert sah er in seinem Leverkusener Büro umher. Nachdem es den ganzen Vormittag geregnet hatte, zeigte das große Panoramafenster nun, kurz vor Feierabend, einen blauen Himmel. Die Aktenschränke standen alle an ihrem Platz, sein Schreibtisch war aufgeräumt, und die sträflich vernachlässigten Zimmerpflanzen ließen wie immer traurig ihre Köpfe hängen. Trotzdem irritierte ihn irgendetwas.

„Ihre Kakteen und Sukkulenten haben zu mir gesprochen", sagte die Sekretärin, die eben ins Zimmer trat.

Herr Schmickler runzelte die Stirn.

„So?"

„Ja, sie haben mir erzählt, sie bekämen hier weniger Wasser als in der Wüste." Der Jurist schmunzelte. Erst jetzt sah er, dass Frau Blühdorn eine kleine silberne Gießkanne in der Hand hielt. „Darf ich ihnen zu trinken geben?", fragte sie.

„Natürlich", sagte Herr Schmickler, und auf einmal wusste er, was fehlte. „Haben Sie das Foto meines Bruders von meinem Schreibtisch genommen?"

„So etwas würde ich nie tun", sagte Frau Blühdorn und wässerte den ersten Patienten liebevoll. Im Stillen fragte sie sich, ob der überhaupt noch lebte.

„Oder vielleicht die Putzfrau?"

„Nein, die haben strikte Anweisung, alles an Ort und Stelle zu lassen." Frau Blühdorn betrachtete traurig die Orchidee, die nur noch aus welken Blättern bestand. „Eigentlich taucht man die einmal pro Woche ins Wasser", sagte sie und klang etwas vorwurfsvoll. „Wenn Sie es wollen, übernehme ich gerne die Blumenpflege für Sie."

„Ja, ja", sagte Paul Schmickler abwesend. „Das verstehe ich nicht."

„Was?", fragte die Sekretärin. „Dass Blumen ab und zu Wasser brauchen?"

„Das Bild steht immer hier rechts, neben dem Bild meiner Eltern und unserem neusten Familienfoto."

Herr Schmickler hatte den Witz nicht gehört.

„Vielleicht haben Sie es selbst mitgenommen", schlug Frau Blühdorn vor.

„Ganz ausschließen kann ich das tatsächlich nicht", gab der Rechtsanwalt selbstkritisch zu und strich sich nachdenklich über das Kinn. Er überlegte, was der Grund dafür gewesen sein könnte. Ein neueres Bild gab es von Anton nicht, oder? Wollte Hannah den Rahmen austauschen? Nicht, soweit er sich erinnern konnte. „Nun, es wird schon wieder auftauchen." Er griff nach seiner Aktentasche. „Ich wünsche Ihnen jedenfalls einen schönen Feierabend", verabschiedete er sich.

„Ich Ihnen auch, Herr Doktor."

„Den Doktor lassen wir in Zukunft mal weg, Frau Blühdorn, hier ist ja keiner krank", sagte Paul Schmickler. „Und ich wäre Ihnen sehr dankbar, wenn Sie die Blumen für mich pflegen."

„Das mache ich gern, Herr Schmickler."

Auf dem Gang begegnete Antons großer Bruder Herrn Gomez-Diaz, der mit einer Dame aus dem Management sprach. Er erinnerte sich dunkel, dass sie vor Kurzem befördert worden war. Erleichtert stellte er fest, dass ihm ihr italienisch klingender Name sofort einfiel.

„Guten Abend, Frau Samsone! Herr Gomez-Diaz!", grüßte er sie flüchtig und ohne stehen zu bleiben. Wenn es ihm schon einmal gelang, früher aus dem Büro zu kommen, wollte er es vor dem Stau auf der A 3 nach Hause schaffen. Die beiden grüßten genauso knapp zurück und eilten an ihm vorbei.

Während Herr Schmickler auf das heimatliche Brehl zusteuerte, trafen sich die Mitglieder der Detektei Anton, die noch zur Schule gingen, am Brehlufer in der Nähe der Caritas-Werkstätten. In den beiden großen Pausen hatten sie die Liste ihrer Verdächtigen in eine Reihenfolge gebracht und sich ein bisschen darüber gestritten, wer auf Platz eins gehörte. Rahel und Ronny waren für Kurt Langenhagen. Sie waren sich einig, dass die Sache mit dem Bauschutt zeige, was für eine Art Mensch der Bauer wirklich war. Sophia und Silas dagegen glaubten Herrn Langenhagen, dass er niemals ein Tier vergiften könnte. Sie trauten eher dem Wilderer oder einem unbekannten Tierhasser die feigen Anschläge zu.

Nora stand auf dem letzten Platz der Liste. Wenigstens darin waren sich alle einig. Anton hatte sein Urteil nicht abgeben können, er war immer noch arbeiten. Aber solche Sachen waren ihm auch nicht wichtig. Jetzt wollten die Teenager gemeinsam ein längeres Stück an dem kleinen Fluss entlanglaufen und sehen, ob es noch mehr tote Vögel oder frische Giftköder gab. Frau Wölker hatte versprochen, noch einmal die Gegend um den See abzusuchen.

„Mir ist schlecht", stöhnte Silas.

„Selbst schuld! Du musstest ja auch drei riesige Stücke Döppekooche herunterschlingen", erinnerte ihn Rahel an sein opulentes Mittagessen.

„Bei dem Zeug kann ich einfach nicht widerstehen", sagte Silas und stützte sich auf seinen Fahrradlenker. „Außerdem solltest du nett zu mir sein, sonst könnte ich Mama erzählen, warum du plötzlich so einen Riesenappetit auf Käse-Lauch-Suppe hattest und was die unschuldigen Porreestangen alles mitgemacht haben, dass sie so zerfetzt aussehen."

Rahel wurde rot, und Sophia lachte.

„Das war megacool von euch. Ich wünschte, ich wäre dabei gewesen."

„Ich bin froh, dass ich da nicht mit dem Rad hochmusste", gab Silas freimütig zu. „Das überlasse ich gerne unseren Suuuper-Sportlern."

„Ich habe etwas über diesen Theo Lenzen herausgefunden", sagte Ronny und schloss sein Rad an eine Laterne, die am Uferweg stand. „Er wohnt nur etwa eineinhalb Kilometer vom Dungkopfsee entfernt, im Taubenbachtal, und sein Haus ist ganz schön heruntergekommen."

„Warst du da etwa auch noch?", fragte Sophia.

Ronny nickte.

„Nicht gestern Abend, da hat es ja wie verrückt geregnet, sondern heute, direkt nach der Schule. Hatte schon nach der vierten Schluss."

Silas guckte kritisch.

„Wie bist du an seine Adresse gekommen?"

„Die steht im Internet. Frei zugänglich. Weil Herr Lenzen nämlich ein kleines Gewerbe hat", beruhigte er seinen Freund.

„Was macht er denn?", fragte Rahel.

„Er züchtet Fische: Forellen und Zander oder so. In mehreren kleinen Becken und zwei großen Teichen. Laut seiner Werbung beliefert er Restaurants mit frischem Fisch. Früher hat er auch Wild an die Köche verkauft."

„Woher weißt du das denn schon wieder?", wollte Silas wissen.

„Ich habe mit ihm gesprochen und danach gefragt."

„Waaas?" Silas riss die Augen auf. „Und er hat dir geantwortet?"

„Ja, diesmal war er total freundlich. Ich glaube, er hat mich gar nicht wiedererkannt. Hatte meinen Pferdeschwanz unter einer Kappe versteckt. Ich habe sogar Fisch fürs Mittagessen gekauft."

„Du?! Etwas, was man selber kochen muss?"

Rahel konnte es nicht glauben.

„Nein, ich habe natürlich den geräucherten genommen und mir angehört, wie er über die Vögel geschimpft hat, die ihm die Fische wegholen."

„Moment mal! Er hat über die Vögel geschimpft? Das wäre ja auch ein Motiv", überlegte Silas. „Wäre das möglich? Meint ihr, der Lenzen legt die Giftköder aus?"

„Genau das habe ich auch gedacht. Normalerweise könnte man einfach Netze über die Teiche spannen, um die Kormorane und Graureiher abzuhalten, aber das ist teuer, wenn man so viele Wasserflächen hat. Und reich sah der wirklich nicht aus."

„Dann gehört der auch mit auf die Verdächtigen-Liste", sagte Sophia. „Direkt nach dem Wilderer."

„Nach Langenhagen", widersprach Rahel.

„Jetzt fangt nicht schon wieder an", stöhnte Silas.

„Okay", sagte Sophia und steuerte zügig auf das Flussufer zu. „Dann kommt jetzt. Mir wird kalt, wenn wir hier nur dumm rumstehen."

„Los, hinterher!", forderte Silas seinen Freund auf und schubste ihn scherzhaft nach vorn. Leider traf er genau Ronnys verletzten Rücken. Der große Junge stöhnte. „Tut mir leid", entschuldigte sich Silas sofort, überrascht von seiner eigenen Kraft. „So fest sollte der Schlag nicht werden."

„Schon gut", meinte Ronny.

„Mein Training scheint etwas zu nutzen", freute sich Silas und befühlte seinen Oberarm.

Ronny ließ ihn in dem Glauben und warf Rahel einen mahnenden Blick zu. Sie verstand und behielt Ronnys Tracker-Rückholaktion von gestern Abend für sich.

„Welches Training?", fragte sie ihren Bruder nur grinsend, obwohl sie genau wusste, dass Silas sich ein paar Hanteln zugelegt hatte.

Das Grab der beiden Enten von vorgestern hatten sie schnell wiedergefunden. Durch den heftigen Regen war der kleine Erdhügel zwar etwas abgeflacht, aber die Holzkreuze, auf denen Johann bestanden hatte, waren gut zu sehen. Von dieser Stelle aus gingen die Teens flussaufwärts und hielten Ausschau nach möglichen Spuren, auch wenn niemand glauben wollte, dass der Täter zweimal denselben Fehler machen und wieder einen Giftkanister herumliegen lassen würde.

„Blöd, dass es so geregnet hat", ärgerte sich Rahel, als Sophia, die immer noch ein Stück vorausging, sich umdrehte und ihnen wie verrückt winkte.

„Sie hat etwas gefunden", erklärte Silas überflüssigerweise.

Doch als die drei fast zu Sophia aufgeschlossen hatten, streckte die plötzlich ihre Arme aus.

„Halt!", sagte sie. „Nicht weitergehen. Hier sind Fußspuren. Die müssen frisch sein."

„Und zwei tote Enten", ergänzte Rahel traurig und blickte auf die Kadaver, die direkt vor Sophias Füßen lagen. Trotz der Matsche am Ufer sahen die weißen Turnschuhe ihrer Freundin wie frisch geputzt aus. Das war doch unmöglich! Rahel guckte auf ihren eigenen Treter, deren Ränder voll weicher Erde waren. Was für einen Geheimtrick beherrschte Sophia da nur?

„Und schon ist es sehr gut, dass es heute Nacht so geregnet hat", sagte Ronny.

„Warum das?" Silas warf einen Blick auf Rahels Schuhe. „Weil das Schuheputzen sich dann lohnt?"

„Quatsch. Weil das möglicherweise die Fußabdrücke des Täters sein könnten", sagte Ronny. „Alle anderen wurden doch vom Regen weggespült."

„Wenn nicht ein harmloser Spaziergänger die Enten entdeckt hat und hier ebenfalls herumgetrampelt ist, um zu sehen, ob er noch helfen kann", bremste Sophia seinen Optimismus.

„Das wohl kaum", sagte Rahel, die genau wie Ronny alles genau angesehen hatte. „Hier liegen weitere Köder am Ufer: kleine, tote Fische. Wenn die schon während des starken Regens hier gelegen hätten, dann wären sie tiefer in den Matsch eingesunken und mit Schlamm bespritzt. Zumindest ein bisschen. Die Fische liegen aber komplett auf der Erde und sind sauber. Der Täter kann also noch nicht lange weg sein. Es hat erst vor etwa einer Stunde aufgehört zu regnen."

„Enten fressen Fisch?", wunderte sich Sophia.

„Sieht so aus", meinte Silas und griff nach einem Stock. Vorsichtig stupste er die eine der toten Enten an, dann die andere. „Die können noch nicht lange tot sein."

„Warum nicht?", fragte Ronny.

„Rigor mortis", sagte Silas nachdenklich.

„Hä!? Sprich Deutsch mit mir, wenn du willst, dass ich dich verstehe."

„Sorry, Ronny. Ist mir so rausgerutscht. Rigor mortis. Die Leichenstarre. Beginnt ein bis zwei Stunden nach dem Tod. Zumindest bei Menschen ... Die hier sind aber noch total weich."

Sophia schluckte. So etwas wollte sie am liebsten gar nicht hören.

„Bleibt man dann immer steif?", fragte Rahel.

Silas schüttelte den Kopf, und Sophia guckte Rahel böse an. Sie brauchte keine Details.

„Nee, nach ein bis zwei Tagen ist das vorbei, soweit ich weiß. Aber dann wären die Enten nass und schmutzig, wenn sie schon ein oder zwei Tage hier lägen. Sind sie aber nicht."

„Cool, dann werden die erst hart und dann ...", begann Rahel.

„Danke, es reicht“, unterbrach Sophia sie. „Jedenfalls stammen die Spuren alle von denselben Schuhen. Nur eine einzige Person ist also nach dem Regen ans Ufer gegangen: der Mörder.“

„Woher willst du das wissen?“, fragte Rahel. „Ich meine, dass es nur einer war.“

„Die Abdrücke weisen eine Besonderheit auf: Immer am rechten Schuh fehlt ein Stück im Profil. Die Sohle ist an einer Stelle kaputt, so als wäre der Besitzer des Schuhs mal irgendwo hängen geblieben. Es gibt keinen einzigen rechten Abdruck mit intaktem Profil.“

„Hervorragend“, lobte Ronny. „Dann brauchen wir nur noch ein Foto.“

„Schon dabei“, sagte Sophia und bückte sich. „Hat jemand so eine Art Lineal?“

Rahel reichte ihr den kleinen Zollstock, den sie als Schlüsselanhänger trug. Sophia nahm Maß.

„Die Abdrücke sind siebenundzwanzig Zentimeter cm lang. Und ziemlich tief. Das Muster erinnert an Arbeitsschuhe oder Wanderstiefel.“

„Moment“, sagte Silas und gab die Zahl in einen Schuhgrößenrechner ein. „Das heißt, unser Täter trägt Größe dreiundvierzig. Es lebe das funktionierende Internet.“

„Nimm auch die kleinen Fische auf, Sophia. Vielleicht weiß jemand, was das für welche sind“, riet Rahel ihrer Freundin.

„Mache ich.“

„Und ich frag Opa, ob er die toten Enten an die zuständige Behörde melden kann“, sagte Silas und ging ein Stück zur Seite, um seinen Opa anzurufen.

„Die Eternitplatten sind auch noch da“, stellte Ronny fest.

Rahel nickte.

„Liegen noch genauso da wie vorgestern. Vielleicht haben die auf dem Amt zu viel zu tun.“

„Ich glaube, Beamte arbeiten nicht so viel", sagte Ronny. Das hatte sein Vater oft genug behauptet. „Ist denen bestimmt zu nass draußen."

„Woher willst du das denn wissen?", fragte Rahel. Sie fühlte sich ein bisschen getroffen. Schließlich war Opa auch Beamter gewesen.

„Warum sollte es sonst so viele Beamtenwitze geben?"

„Na und? Es gibt auch Blondinenwitze."

„Eben. Da ist ja auch was Wahres dran."

„Echt jetzt?"

Rahel fühlte, wie sie wütend wurde. Glaubte Ronny wirklich, dass blonde Frauen dümmer waren? Oder wollte er sie nur provozieren?

„Warum regst du dich auf, Sherlock? Du bist doch gar nicht blond."

Irgendwie freute Ronny sich, dass Rahel doch noch aus der Ruhe zu bringen war.

„So, bin fertig mit den Fotos", sagte Sophia und ersparte ihrer Freundin damit eine Antwort. Sie stieg über die Brennnesseln und gab Rahel den Zollstock zurück. „Hab euch alles schon in die Gruppe geschickt."

Silas, der zu Ende telefoniert hatte, kam wieder zu ihnen herüber.

„Leute, die Beamten kommen diesmal wirklich gleich raus. Und ihr glaubt nicht, was Opa mir gerade noch erzählt hat."

„Was denn?", fragte Ronny.

„Er selbst hat Theo Lenzen vor fünf Jahren aus dem Verkehr gezogen. Damals war Opa noch im Dienst. Als er sah, wie Herr Lenzen mit seinem Auto in Schlangenlinien fuhr, hat er ihn angehalten. Das Alko-Testgerät zeigte viel zu viel Promille an, wie Opa ja neulich schon gesagt hat. Lenzen musste seinen Führerschein also abgeben. Aber danach hat Opa ihn noch zweimal wegen Fahrens ohne Fahrerlaubnis erwischt.

Beim letzten Mal hätte er fast einen Radfahrer umgenietet. Na ja, und deswegen ist Lenzen nicht gut auf Opa zu sprechen. Er behauptet, Opa hätte ihm regelrecht aufgelauert, statt wegen ihrer Jagdfreundschaft ein Auge zuzudrücken und ihn laufen zu lassen."

„Na ja, laufen kann er ja jetzt", meinte Ronny grinsend, „ich meine, zu Fuß."

„Nee, der hat seinen Führerschein zurück, aber eben den Jagdschein nicht. Und unser Bauer Langenhagen liefert jetzt das Wildfleisch an die Restaurants, die früher zu Lenzens Stammkundschaft gehörten."

„Warum hat Opa das denn nicht gleich gesagt?", fragte Rahel. „Das ist doch noch ein ganz klares Motiv: Rache!"

„Opa traut Lenzen das mit Caruso nicht zu. Deswegen wollte er nicht, dass wir ihn verdächtigen. Dass Langenhagen jetzt die Restaurants mit Wild beliefert, weiß er auch erst seit heute Morgen. Geldsorgen hat Lenzen dagegen schon immer gehabt."

„Für mich ist der Fall klar: Lenzen vergiftet Caruso aus Rache an Opa. Dann lässt er den Kanister herumliegen, damit alle denken, Langenhagen lege die Giftköder aus, und die Kormorane tötet er, weil sie seine Fische klauen", fasste Rahel zusammen.

„Mal langsam", bremste Ronny. „Warum sollte Herr Lenzen hier unten an der Brehl Enten vergiften? Ist das nicht viel zu weit weg von seinen Teichen?"

„Ablenkungsmanöver?", meinte Silas.

„Wir müssen einfach den Eigentümer der Schuhe in Größe 43 finden, die solche Abdrücke hinterlassen", sagte Rahel. „Und ich weiß auch schon, wo wir anfangen zu suchen."

„Dafür muss man nicht sonderlich intelligent sein", brummte Ronny.

„Lenzen ist jetzt unser Hauptverdächtiger, und das heißt, wir müssen seine Schuhe kontrollieren?“, fragte Silas und schwitzte schon bei dem Gedanken an den langen Weg.

Ronny nickte grinsend.

„Jetzt bist du dran, Silas! Ich habe heute keine Zeit mehr.“

„Ich muss für Englisch lernen“, ärgerte sich Rahel.

„Dann fahr ich mit dir“, versprach Sophia Silas.

Rahels Bruder nickte und spürte, dass sein Gesicht warm wurde.

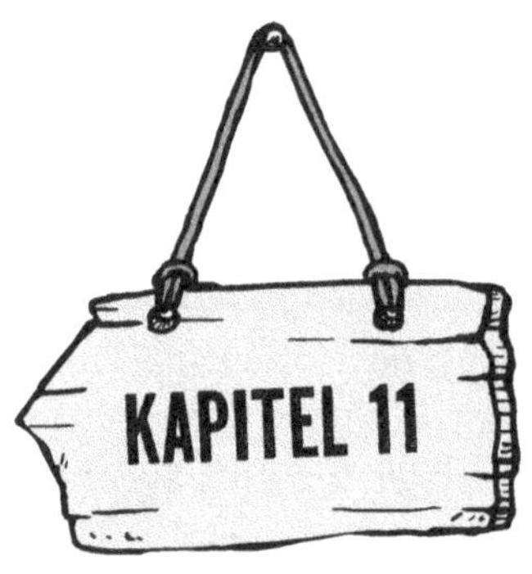

ONKEL ANTON WEISS VON NICHTS

„Ich schwöre, ich mache so schnell wie möglich meinen Führerschein", japste Silas. Er kam kaum noch vorwärts, da der Weg zu Theo Lenzens Fischzucht jetzt steil bergauf ging „Gerade sind wir alles wieder bergab gefahren, was ich vorher mühselig hochgeradelt bin. So eine Verschwendung", jammerte er. „Mein T-Shirt ist klatschnass. Ich dachte, wir hätten Herbst. Da darf es doch nicht so heiß sein! Blöde Klimaerwärmung."

„Mir ist Tanzen auch lieber als Fahrradfahren", antwortete Sophia. Sie war nicht ganz so außer Puste wie Rahels Bruder. „Aber wir schwitzen nicht wegen des Klimas, sondern weil wir Sport machen. Da werden die Muskeln warm. Das ist normal."

„Hoffentlich lohnt sich der Aufwand auch, und wir finden diese Schuhabdrücke. Sonst ärgere ich mich noch mehr, dass Rahel und Ronny keine Zeit für diese Fahrt hatten."

„Jedenfalls sind wir gleich da. Und egal, ob wir was finden, umsonst sind wir nicht hier. Ich bin sicher, deine *Maman* wird ein köstliches Essen aus dem frischen Zunder zaubern, und Rahel ..."

„Zander", unterbrach Silas Sophia.

„Zander?“

„So heißt der Fisch, und den hätte auch Anton mit seinem Ellenator holen können“, keuchte er.

„Zander, gut. Rahel hätte liebend gern mit dir getauscht, vor allem morgen früh, wenn wir Englisch schreiben. Und Ronny ist mal wieder ‚dringend‘ zum Training. Weißt du eigentlich, was der da trainiert?“

„Nö.“

„Über was redet ihr Jungs eigentlich?“

„Ich muss schieben“, wich Silas einer Antwort aus und stieg gerade noch rechtzeitig ab, bevor das Rad umkippte. „Ist eh besser, wenn wir das letzte Stück zu Fuß gehen. Wir lassen die Räder vorher zurück.“

„D'accord.“

Auch Sophia stieg ab. Als sie oben auf dem letzten Hügel angekommen waren, lehnten sie ihre Mountainbikes an ein Gebüsch. Nur ein paar Gehminuten später lagen die Fischteiche in der kleinen Senke vor ihnen. Umgeben von Mischwald sah ihr Wasser dunkelgrün aus.

„Das muss ich gleich alles zu Fuß wieder hoch“, stöhnte Silas.

Sophia verzichtete darauf, ihn zu bedauern.

„Die Fische sieht man gar nicht“, meinte sie und nahm einen tiefen Atemzug durch die Nase. „Riechen kann ich auch nichts. Aber selbst von hier oben erkennt man, wie dreckig Lenzens Wohnhaus ist. Der Ordentlichste scheint er auch nicht zu sein.“

„Immerhin sortiert er den Plastikmüll“, bemerkte Silas

Sophia guckte skeptisch auf den Haufen gelber Säcke, die wild durcheinander hinter einer halbeingebrochenen Mauer lagen, daneben stapelten sich alte Autoreifen, durch die das Gras schon kniehoch wuchs. In dem gepflasterten Weg, der zum Haupteingang des kleinen Hofes führte, fehlten etliche Steine.

„Sieht aus, als könnte er wirklich Geld gebrauchen", gab Silas zu und hielt das kleine Fernglas vor die Augen, das er sich von Rahel geliehen hatte.

„Meinst du, er ist zu Hause?", fragte Sophia.

„Sein Auto steht jedenfalls da."

Der Junge wies auf den Einstellplatz, auf dem ein alter, mittelgroßer Pickup mit verrosteten Felgen und einer Delle im Kotflügel stand.

„AB TL 665", las er das Kennzeichen ab. „TL sind seine Initialen. Du glaubst gar nicht, wie viele Leute die für ihr Nummernschild wählen. Und 6 und 65 könnte Geburtsmonat und Jahr sein. Das kommt vom Alter ungefähr hin und ist auch beliebt."

„Vielleicht hat er noch ein zweites Auto?"

Silas guckte zweifelnd.

„Bei dem offensichtlichen Geldmangel?"

„Na gut, dann eher nicht. Komm, wir fangen endlich mit dem Suchen an."

„Moment mal, Sophia", bat Silas. „Ich ... also, ich möchte am liebsten nur dahin, wo auch Kunden hindürfen, die Fisch kaufen wollen."

Er wurde rot. Sophia lächelte ihn an.

„Logo. Das dürfte reichen, um eine Spur seiner Arbeitsstiefel oder Wanderschuhe zu finden. Ich habe von oben gesehen, dass es rund um die Teiche herum ziemlich erdig ist. Da wird er kaum Sandalen tragen. Los, hinab in die Löwengrube."

„Die Höhle des Löwen meinst du."

„Meinetwegen auch das", meinte Sophia und stapfte entschlossen los. Kurz vor dem fremden Grundstück zögerte sie jedoch wieder. „Ich hab ein bisschen Angst", gab sie offen zu. „Hat Ronny was dazu gesagt, ob der Hund frei herumläuft?", fragte sie leise.

„Tja, siehst du, über so etwas sprechen wir Jungs", flüsterte Silas zurück. „Benno hat einen Zwinger, und in dem ist er meistens."

„Dann hoffen wir mal, dass jetzt gerade meistens ist. Und dass der liebe Theo uns nicht sofort entdeckt."

Silas nickte. Dann betraten er und Sophia Lenzens Grundstück und richteten ihre Augen auf den Boden. Aufmerksam suchten sie jedes Fleckchen Erde ab, das frei zugänglich war. Herr Lenzen ließ sich zwar nicht blicken, doch die Tatsache, dass Bennos Zwinger leer war, machte die beiden Detektive nicht gerade ruhiger. Deshalb behielt einer von ihnen immer die Haustür im Blick.

Gemeinsam und ständig auf der Hut vor Benno und seinem Herrchen umrundeten sie die Fischbecken und den großen Teich, an dessen Ufer ein kleiner Holzschuppen stand. Fußspuren fanden sie jede Menge: vereinzelt, an den Rändern der Fischbecken oder übereinander getrampelt auf dem Weg, der zum Schuppen führte. Aber keine einzige der Spuren wies eine Besonderheit am rechten Schuh auf. Auch vor der Tür des kleinen Schuppens häuften sich die Abdrücke wieder. Offenbar ging Herr Lenzen hier ständig ein und aus. Leider waren alle Profilabdrücke intakt.

Silas warf einen Blick durch das verschmierte Giebelfenster. Es war erstaunlich groß und fast zu hübsch für so eine Holzhütte, aber es sorgte für reichlich Tageslicht im Innern. Allerdings war drinnen nicht viel zu sehen: eine Werkbank, unter der ein altes Kissen lag, ein Grill samt Rost, Werkzeug, Kisten und Flaschen und eine Auswahl an Eimern in allen Größen. Silas sah auf die Uhr. Dreißig Minuten waren vergangen.

„Hier ist nichts", sagte er.

Sie gaben auf und kehrten enttäuscht zum Wohnhaus zurück, um den Fisch zu kaufen. An der Eingangstür drückte

Silas auf die Klingel, die an einem krummen Draht aus der Wand hing. Es dauerte eine Weile, bis Herr Lenzen erschien. Er guckte mürrisch, als er die beiden Teens sah. Seine Haare standen in alle Richtungen vom Kopf ab. Das Gesicht war genauso zerknittert wie das Hemd, und statt einer Jeans trug er eine Jogginghose. Es sah aus, als hätte er die Nacht durchgemacht und sei gerade aus dem Bett gestiegen. Benno war nicht zu sehen.

„Ja?“, fragte Lenzen knapp und gähnte, ohne die Hand vor den Mund zu halten.

Sein Atem verriet, dass er sich mindestens einen kräftigen Schluck Rotwein genehmigt hatte.

„Guten Tag, Herr Lenzen! Wir hätten gerne Zander für sechs Personen, frisch“, bestellte Silas.

„Am Stück oder nur Filet?“, fragte Lenzen und schloss die Tür hinter sich.

Silas sah zu Sophia.

„Sechs von den Kleineren. Frau Schmickler will sie im Ganzen braten.“

„Schmickler? Die Schwiegertochter von Pit?“, fragte Herr Lenzen.

Seine Füße steckten barfuß in den löchrigen Pantoffeln.

„Ja, ich bin ihr Sohn“, antwortete Silas und hoffte, dass er trotzdem den Fisch bekommen würde, auch wenn Lenzen nicht so gut auf Opa zu sprechen war.

Ohne ein weiteres Wort schlurfte der Fischhändler zu der großen Doppelgarage, die direkt neben dem windschiefen Carport stand. Sophia und Silas folgten ihm langsam. Dann öffnete Herr Lenzen die seitliche Tür der Garage und ging hinein, ohne sie hinter sich zu schließen. So konnten die Teens direkt auf ein paar Regale sehen, in denen Brennholz lagerte. Sie waren nur halb gefüllt, aber ordentlich einsortiert. Das konnte man von den Werkzeugen und Gartengeräten nicht behaupten. Auch Gummistiefel, Garten- und Arbeitsschuhe sowie Trekkingschuhe schmiss Herr Lenzen wohl einfach in die Garage. Es gab einen ganzen Berg davon.

Als der Fischzüchter wieder herauskam, trug er lange schwarze Stiefel und hatte sich eine große Schürze umgebunden. Beide waren aus Gummi. In der rechten Hand trug er einen großen Kescher, in der linken einen Eimer.

„Seid ihr etwa zu Fuß hier hoch? Da hätte ich den Fisch auch Anton mitgeben können. Der kommt da gerade und liefert mir Brennholz."

Silas drehte sich um. Er sah den schwarz-gelben Ellenator tatsächlich um die Ecke biegen und vor dem Fußweg, der zur Garage führte, anhalten.

„Oh, wie dumm", stöhnte er. „Aber das wusste ich nicht. Mein Onkel hat gar nichts gesagt."

„Hab ich auch erst gestern Abend bestellt. Er soll alles direkt in den Schuppen bringen. Klar? Oder wollt ihr zugucken, wie ich den Fisch raushole?"

„Äh, wir warten lieber hier", sagte Sophia schnell.

„Wie ihr wollt."

„Der hat seine Arbeitssachen alle da drin", raunte Silas, als Herr Lenzen ihn nicht mehr hören konnte und Anton hupend vor dem Haus hielt. „Wenn wir die verdächtigen Schuhe irgendwo finden, dann in diesem Schuppen oder gar nicht."

„Hab ich gesehen. Willst du einbrechen, oder soll ich?", fragte Sophia.

Silas kämpfte einen Moment mit sich. Schließlich stand die Tür offen. War das dann überhaupt ein Einbruch? Er sah zu dem Fischhändler, der fast am Teich angekommen war.

„Am besten keiner von uns. Das übernimmt Anton", entschied er dann. „Der Lenzen ist nicht weit genug weg. Er sieht uns, falls er mal herschaut."

„Und wenn wir so tun, als wenn wir Anton helfen?"

„Ich fürchte, da passen keine drei Leute rein. Bei dem Chaos da drinnen kann man sich kaum umdrehen. Das weiß Lenzen auch. Der würde sofort misstrauisch. Außerdem hat Anton ein Auge für so etwas. Wenn einer den Stiefel findet, dann er."

Anton hatte den Kofferraum bereits geöffnet und hob den ersten Korb mit Brennholz hoch.

„Ha... hallo Sophia", sagte er und marschierte seelenruhig auf die Haustür zu, ohne seinen Neffen zu beachten.

„Hi, Anton, du sollst das Holz gleich in die Regale legen, sagt Herr Lenzen."

Anton schwenkte mit seiner Last zum Schuppen.

„Anton, hör mal, kannst du da drin bitte mal nach einem rechten Schuh gucken?", fragte Silas.

„I... Irgendeinen? O... Oder Gummistiefel?"

„Nein, nach einem schweren Arbeitsschuh oder Wanderstiefel, vielleicht ist er noch feucht und matschig", fiel Silas ein. „Und dann bringst du ihn raus zu uns? Wir holen die anderen Körbe aus dem Kofferraum, dann hast du mehr Zeit zum Suchen."

„Klar, mach ich."

„Stimmt, der putzt sein Zeug bestimmt nicht. Und in dem Matsch ...", sagte Sophia, als Anton in der Garage verschwunden war, „... wenn er da wirklich am Ufer herumgetrampelt ist, dann sind die Schuhe nass."

Anton sortierte die Holzscheite ordentlich ein und sah sich dann nach dem Schuh um.

„D... Der muss mal aufräumen", hörte man ihn laut denken.

Silas sah zu Sophia, die Theo Lenzen beim Fischen beobachtete. Gerade schrie er einen Graureiher an, der sich in die Nähe des Teiches gewagt hatte.

„Er kommt noch nicht“, gab sie Entwarnung. „Du kannst deinen Onkel weiter für dich stehlen lassen.“

„Das ist kein Diebstahl“, wehrte Silas sich empört. „Ich will den Schuh ja nicht behalten.“

Sophia lächelte und sagte: „Weiß ich doch.“

„Anton, mach schon!“, rief Silas in die Garage. „Hast du was gefunden?“

„Ja“, sagte sein Onkel, ließ sich aber nicht blicken. „W... Was macht ihr eigentlich hier?“, rief er stattdessen zurück.

„Wir holen Fisch für Mama. Was ist jetzt?“, drängelte Silas, als Anton mit seinem Korb endlich herauskam. Statt Holz hatte er nun einen schwarzen Schuh darin. Er war tatsächlich schmutzig und feucht. Silas griff sofort danach.

„Super Anton! Die Größe stimmt: 43. Aber ...“ Er drehte den Schuh um. „Oh nein! Das ist der linke“, stöhnte Silas „Kannst du nach dem anderen gucken, aber schnell?“

Anton drehte wortlos um, brachte den Schuh zurück in die Garage und kramte eine Weile. Schließlich kam Anton mit einem leeren Holzkorb heraus.

„Was? Wo ist er denn?“, fragte Silas und stellte den vollen Korb ab, den er gerade aus dem Kofferraum geholt hatte. „Du hast den Schuh vergessen!“

„Erst d... das Holz“, erklärte Anton und hob den Holzkorb an, um damit in die Garage zu gehen.

Sein Neffe fasste sich an die Stirn, während Sophia kicherte. Anton hatte seine eigene Logik und ließ sich nicht hetzen.

„Hast du das alles selbst gehackt?“, fragte Sophia anerkennend, während Anton durch die Tür marschierte.

„Nee, abgeknabbert“, antwortete Anton grinsend und verschwand zum dritten Mal in dem Chaos, um sein Holz Scheit für Scheit einzusortieren. „W... Wie ein Biber.“

Silas lachte über Sophias verdutztes Gesicht.

„Schlagfertig ist er auch, das muss man ihm lassen", sagte er. Dann warf er einen Blick auf Theo Lenzen. „Ohhh. Der ist gleich fertig und kommt zu uns zurück."

Sophia nickte. Ihr Herz schlug schneller, aber Antons Bewegungen blieben ruhig.

„Anton", drängte Silas und klopfte an die halb offene Garagentür.

Ganz öffnen ließ sie sich nicht, weil dahinter ein paar Pflastersteine lagen, die wohl irgendwann einmal als Ersatz für die fehlenden angeschafft worden waren. Drinnen hörte man es scheppern und klappern, und endlich erschien Anton erneut mit einem Schuh in seinem Korb. Diesmal war es ein rechter, schmutzig-feuchter Arbeitsschuh. Aufgeregt nahm Silas ihn in die Hand und betrachtete die Sohle. Obwohl sie noch recht erdig war, genügte ein einziger Blick.

„Bingo!", sagte er.

Sophia guckte kurz noch einmal zu Theo Lenzen und zückte dann ihr Smartphone, um das Beweisstück abzulichten.

„Halt es mal gerade", wies sie Silas an.

Sie richtete das Smartphone genau aus und drückte auf den Auslöser. Da es langsam dämmerte, blitzte das Gerät automatisch. Erschrocken sah Sophia auf. Ausgerechnet in diesem Moment hatte sich der Fischzüchter auf den Weg zu ihnen gemacht. Dummerweise sah er genau in ihre Richtung. Jetzt blieb er stehen und stellte den Fischeimer ab. Er deutete die Situation genau richtig.

„He! Was macht ihr da für Fotos?", schrie er.

Zu allem Überfluss erklang auf einmal lautes Gebell. Es kam aus dem angrenzenden Wald und näherte sich. Anscheinend hatte Lenzen Benno allein Gassi gehen lassen. Ausgerechnet jetzt musste er in der Nähe auftauchen. Er hatte den Ärger seines Herrchens gehört und eilte ihm zu Hilfe.

Doch noch war der Hund weit genug weg, eine Flucht möglich. Daher bekam Lenzen keine Antwort auf seine wütende Frage. Ohne nachzudenken, drehten sich die beiden Detektive um und rannten, so schnell sie konnten, die Auffahrt hinauf. Benno jagte hinterher. Doch als Lenzen ihm einen Befehl zurief, stoppte der Jagdhund an der Grundstücksgrenze. Anton hatte alles seelenruhig mit angesehen.

„Ich bringe den Fisch mit", sagte er jetzt zu sich selbst und trug ruhig den Schuh samt Korb zurück in die Garage.

„Was wollten die verflixten Gören?", schnauzte Theo Lenzen Anton an, als er an seiner Garage angekommen war. Er knallte den Fischeimer so fest auf den Boden, dass ein Zander herausflog. Wütend sah er den beiden Teens nach, die eben um die Ecke verschwanden und außer Sichtweite auf ihre Räder sprangen. Anton zuckte mit den Schultern, während Benno sehnsüchtig auf den zappelnden Fisch starrte.

„K... Keine Ahnung, was die mit dem Schuh wollten", antwortete er.

„Welcher Schuh?"

„W... Weiß ich doch nich. I... Ich bin nur für das Holz zuständig."

„Dann mach, dass du fertig wirst", brummte Lenzen und bückte sich.

Er schlug den Fisch kurz mit dem Kopf auf den Boden und warf ihn dann zurück in den Eimer.

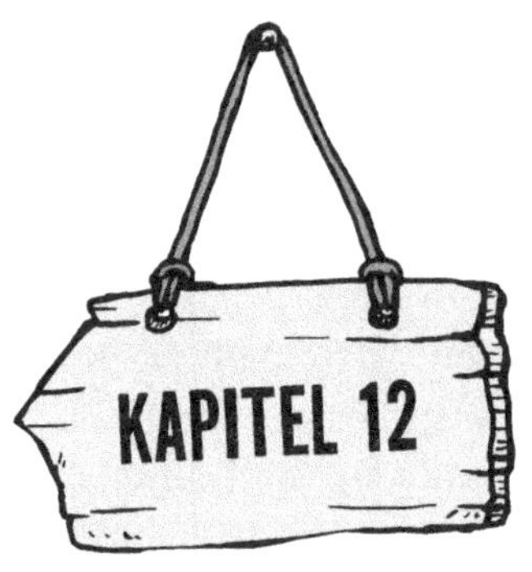

INDIZIEN

„Die Schuhabdrücke sind identisch“, sagte Ronny und verglich das Foto vom Flussufer noch einmal mit Sophias Bild von Lenzens feuchtem Arbeitsschuh. „Dasselbe Profil und an exakt derselben Stelle fehlt das kleine Dreieck.“

„Stimmt. Das hier sind übrigens junge Forellen.“

Rahel hielt ihr Handy in die Höhe. Sie hatte das Foto mit den vermutlich vergifteten Köderfischen auf dem Display.

„Woher weißt du das?“, fragte Silas.

„Hat Ronny mit einem Fotoprogramm herausgefunden. Du rufst das Foto mit dem Programm auf und zack ... zeigt dein Handy dir den Namen.“

„Cool!“

„Manchmal vertut es sich auch. Aber diesmal stimmt es“, sagte Ronny. „Ich habe es überprüft.“

Rahel legte ihr Smartphone in das Regal neben sich. Sie saß auf ihrem neuen Schreibtischstuhl und federte mit der bequemen Rückenlehne nachdenklich vor und zurück, sodass das Papier flatterte. Der Ordner mit den bereits gelösten Fällen der Detektei Anton lag offen auf ihrem Schoß, wie immer, wenn sie eine Besprechung hatten. Silas und Ronny drängten sich mit Onkel Anton auf der alten Schlafcouch, und Sophia hatte den bequemen IKEA-Sessel für sich entdeckt, der sich jede Nacht in Rahels Bett verwandelte. Neben ihr auf dem Boden lag Caruso ungewohnt friedlich und ließ sich verwöhnen. Er winselte ab und zu, damit ihm jemand ein Hundeleckerli zusteckte oder sein drahtiges Fell kraulte. Wenn er erfolgreich Mitleid erregt hatte, klopfte er zum Dank mit dem Schwanz auf den Boden. Auf dem Couchtisch standen Getränke, Schokolade und Salzgebäck.

„D... Der Lenzen züchtet die", sagte Onkel Anton schmatzend. Er hatte sich gerade eine großzügige Portion Kartoffelchips in den Mund geschaufelt. „Fo... Forellen züchtet der."

„Mund zu, Anton", mahnte Rahel.

„D... Dann kann ich ja nich reden."

„Sollst du auch nicht mit vollem Mund."

„D... Das machen die Borussen-Fans so", behauptete ihr Onkel einfach.

„Was?", fragte Sophia.

„D... Den Mund voll nehmen. Die nehmen den Mund voll. Ha... Haste gehört? B... Besonders vor dem Spiel", sagte Anton und lud Chips nach. Sein „D... Drei eins sag ich nur" war kaum zu verstehen.

Rahel seufzte.

„Gegen wen spielt Borussia eigentlich am Freitag?", fragte Ronny.

„B... Bayern", sagte Anton, verschluckte sich und pustete Chipskrümel durch die Gegend.

„Du saugst gleich, Anton", ordnete Rahel an.

„Oh, oh, die Bayern", machte Silas.

Rahel wurde langsam ungeduldig. Sie sah auf die Uhr. Wegen der Englischarbeit morgen wollte sie nicht zu spät ins Bett.

„Leute, die Borussen kommen ohne uns klar ..."

„O... Oder auch nich ...", sagte Anton.

Seine Nichte überging den Einwurf.

„Aber wir haben einen Fall zu lösen, und die Beweise gegen Theo Lenzen sind für mich eindeutig."

„Nur der Giftkanister passt nicht dazu. Der belastet Langenhagen. Und immerhin kennt der keine Skrupel, wenn es darum geht, Geld zu sparen", wandte Ronny ein.

„Aber er hat kein Motiv. Die Vögel ärgern ihn nicht", sagte Sophia.

„Vielleicht hat er Lenzen das Gift verkauft. Dann verdient er noch daran", schlug Ronny vor.

„Denkbar."

Rahel notierte den Gedanken.

„Ich glaube trotzdem eher, dass Lenzen den Verdacht nur auf Langenhagen lenken will. Vielleicht verliert der auch seinen Jagdschein, wenn alle denken, dass er Giftköder ausgelegt hat."

„Nora oder einen fremden Tierhasser können wir ausschließen?", fragte Silas.

„Eigentlich ja. Nur vielleicht für Caruso nicht", überlegte Ronny. Der Schnauzer hob erwartungsvoll den Kopf, als er seinen Namen hörte, und sah ihn an.

„Du meinst, es könnten zwei verschiedene Täter sein?", fragte Rahel.

„Warum nicht? Es war ein anderes Gift. Warum sollte jemand, der E 605 zur Verfügung hat, extra für Caruso ein anderes Mittel wählen?"

„Du hast recht", sagte Silas. „Am besten warten wir das Ergebnis der Analyse ab. Vielleicht bringt uns das irgendwie weiter."

Als Rahel Caruso ein Hundeleckerli gab, klopfte Opa Peter an die Zimmertür und öffnete sie sofort.

„Entschuldigt, aber ich muss mit Silas und Sophia sprechen, können wir kurz nach nebenan gehen?"

„Also, meinetwegen können die anderen zuhören", sagte Silas, der sich schon denken konnte, worum es ging.

„Ja, meinetwegen auch", stimmte Sophia zu und wurde rot.

Rahel stand auf und holte den Korbsessel aus Silas' Zimmer.

„Danke", sagte Opa und setzte sich. „Also, gerade hat Theo Lenzen bei mir angerufen. Er war sehr aufgeregt und hat sich über Silas und Sophia beschwert. Ihr hättet euch unter dem Vorwand, Fisch kaufen zu wollen, auf sein Grundstück geschlichen, seine Garage durchsucht und irgendwelche Fotos gemacht. Stimmt das?"

„Nein, Opa, also, ganz so war es nicht", wehrte sich Silas entrüstet. „Wir waren überhaupt nicht in der Garage."

„Nur iff", sagte Anton kauend.

„So, fertig mit Chips-Essen", sagte seine Nichte und nahm ihm die Tüte weg.

„Ey ... ich w... will noch weiteressen", protestierte Anton.

„Das sind meine Chips", sagte Rahel ungerührt. „Und mein Zimmer. Du hattest genug."

„Rahels Mama wollte wirklich den Zander, Herr Schmickler", erklärte Sophia.

„Moment", sagte Opa. „Ich komme nicht ganz mit. Also, ihr wart tatsächlich da, um Fisch zu kaufen. Mit dem Fahrrad bis ins Taubental? Respekt." Er warf einen Seitenblick auf seinen Enkel. „Dann erzählt mal eure Version."

Als Silas und Sophia alles der Reihe nach berichtet hatten, von den markanten Fußspuren am Brehlufer bis zu dem Besuch bei Lenzen und Antons Holzlieferung, ließ sich Opa das Foto von den Schuhabdrücken und der Sohle zeigen.

„Tatsächlich."

Nachdenklich kratzte sich Herr Schmickler am Kopf.

„Das sind doch wohl genügend Beweise, oder?“, fragte Rahel.

„Das sind ziemlich viele Indizien“, antwortete Opa. „Das heißt, es sind Tatsachen, die darauf hinweisen oder schließen lassen, dass Theo Lenzen Giftköder auslegt. Es scheint logisch und wahrscheinlich, dass er unser Täter ist. Aber zwingend belegt es nicht, dass er es wirklich war. Selbst wenn wir seine Fingerabdrücke auf dem Giftkanister finden, beweist das nur, dass er ihn einmal in der Hand hatte, Rahel. Mehr nicht. Früher, also bevor Herr Langenhagen Vorsitzender der Kreisjägerschaft wurde und Lenzen leider ein paar Mal ermahnen musste, waren Kurt und Theo befreundet. Lenzen hat oft auf dem Hof geholfen, und Kurt hat ihn dafür bezahlt. Da kann es gut sein, dass er auch einmal den Kanister in der Hand hatte.“

„Und die jungen Forellen?“, fragte Rahel.

„Wie Silas und Sophia sagen, ist in dem abgelegenen Tal der Bereich um seine Zuchtbecken frei zugänglich. Theoretisch kann sich also jeder bedienen, wenn Theo nicht da ist oder fest schläft. Benno ist nicht immer im Zwinger, wie ihr wisst. Außerdem gibt es noch andere Fischhändler in der Nähe.“

„Aber das Motiv?“, sagte Sophia.

„Viele Leute schimpfen über Tauben, Elstern, Saatkrähen oder Wildschweine. Doch deswegen erschießen oder vergiften sie sie nicht immer gleich. Den meisten reicht es, ihrem Ärger einfach so Luft zu machen.“

„Dann bleibt aber immer noch die Spur. Sie beweist doch eindeutig, dass Herr Lenzen nach dem Regen an diesem Teil des Brehlufers war, an dem wir die toten Enten gefunden haben.“

„Richtig, Ronny, aber mehr auch nicht. Wir wissen nicht, was er da genau gemacht hat.“

„Mann, ist das frustrierend", sagte Rahel enttäuscht. „Ich dachte, wir wären kurz davor, ihn zu überführen."

Opa hob bedauernd die Hände.

„Ihr habt einen begründeten Verdacht, und ich könnte die Kollegen sicher davon überzeugen, Lenzen ein wenig im Auge zu behalten. Bewiesen ist aber noch nichts."

„Was wäre denn ein Beweis?", fragte Sophia.

„Nun, zum Beispiel, wenn ihr einen Zeugen hättet, der ihn auf frischer Tat ertappt. Das wäre ein Beweis. Oder wenn Theo es selbst zugeben würde."

„Ein Geständnis?", fragte Rahel. „Von dem bestimmt nicht."

„Apropos Geständnis", sagte Opa. „Gibt es da noch mehr Fahrradtouren zu beichten? Dein Trainer hat nämlich vorhin angerufen, Rahel, und gefragt, ob du krank seist. Er hat dich am Dienstag im Freibad vermisst, und soweit ich mich erinnere, habe ich dich mit Schwimmtasche wegfahren sehen. Ich habe deiner Mutter versprochen, die Sache aufzuklären."

Jetzt war es an Rahel, rot zu werden.

„Darüber wollte ich sowieso noch reden", trat sie die Flucht nach vorn an. „Erinnerst du dich an die Wellplatten am Brehlufer, die wir am Dreck-weg-Tag gefunden haben?"

„Natürlich."

„Sie liegen übrigens immer noch da und ... nun, Bauer Langenhagen hatte genau solche Platten auf seinem Hänger, als wir mit Frau Wölker bei ihm waren."

„Ja?"

„Ich bin ihm mit dem Rad gefolgt, als er sie vorgestern Abend ‚entsorgt' hat, wie er das nannte. Er hat sie in einem alten Bombentrichter in der Nähe des Dungkopfsees versenkt", erzählte Rahel und suchte auf ihrem Handy nach dem Beweisfoto.

„Du warst abends allein mit dem Rad am Dungkopfsee?“, fragte Opa, und Rahel blickte schuldbewusst auf.

„Nein, wir waren zusammen“, gab Ronny aber schon zu, ehe sie etwas sagen konnte.

„Dann bin ich beruhigt“, sagte Opa und ließ sich das Handy geben. Seine Enkelin atmete auf, als er schmunzelte. „Sehr gut. Das ist ein richtiger Beweis. Zwei Zeugen, die die illegale Entsorgung beobachtet haben. Erstaunlich, dass ihr ihm bis zum Dungkopfsee folgen konntet. Das ist eine lange Strecke.“

„Äh, ja“, nickte Ronny und hoffte, dass er das nicht genauer erklären musste.

Doch Herr Schmickler stand auf, ohne weiter nachzufragen.

„Also, heute bitte keine langen Radtouren mehr, abgemacht? Das musste ich deiner Mama versprechen, bevor sie vorhin zur Probe fuhr.“

Rahel grinste erleichtert.

„Hatte ich nicht vor.“

„Nach der Schule dürft ihr weiter ermitteln, aber bitte bleibt zusammen und reizt Theo nicht.“ Opa ergriff die Türklinke und seufzte. „Ich fahre morgen Nachmittag zu Kurt und spreche mit ihm. Eigentlich ist er kein schlechter Mensch. Ich bin mir ziemlich sicher, dass er versteht, dass das so nicht in Ordnung ist. Möchtest du mitkommen, Rahel?“

Rahel wurde es plötzlich heiß. Es war eine Sache, jemanden bei etwas zu ertappen, aber eine ganz andere, ihn mit der Wahrheit zu konfrontieren.

„Muss ich?“

Herr Schmickler überlegte einen Augenblick.

„Nein. Aber wenn ihr Kurt schon beschattet und mit mir über seine mutmaßliche Tat redet, solltet ihr dann nicht auch so mutig sein und mit ihm selbst sprechen? Natürlich nur, wenn ich dabei bin. Aber so könntest du dir wenigstens seine Erklärung anhören, sofern er eine hat, Rahel. Man sollte objektiv bleiben und immer auch die entlastenden Tatsachen ermitteln."

„Okay. Kommst du auch mit, Sophia?", fragte Rahel.

„Klar."

„Dann ist das abgemacht", sagte Opa.

„Ich geh ins Bett." Anton stand auf. „G... Gibt keine Chips mehr."

Rahel stemmte die Hände in die Hüften.

„Bist du nur zum Futtern hier?", fragte sie empört.

„M... Manchmal."

Am nächsten Morgen nach der Englischarbeit schlenderten Sophia und Rahel auf dem Weg zu den Toiletten am Musiksaal vorbei. Rahel hatte sich bei ihrer Freundin eingehakt.

„Bin ich froh, dass ich das hinter mir habe."

„Wie ist es gelaufen?"

„Kann ich gar nicht sagen. Für Nummer vier blieb mir fast keine Zeit mehr. Ach, egal. Diesmal hatte ich gelernt. Aber so schnell hole ich meine Lücken halt nicht auf."

Als Rahel gerade die Toilettentür aufziehen wollte, drangen Klaviertöne aus dem Musikzimmer. Es klang nach einer bekannten Filmmusik, und sie horchte neugierig auf die Stimme, die dazu sang.

„Das klingt echt schön", sagte auch Sophia überrascht.

„A million dreams", erkannte Rahel den Song. „So mag ich Englisch."

Sie ließ den Arm sinken und lauschte zusammen mit ihrer Freundin. Die Stimme war tiefer und leiser als Mamas, klang aber warm und gefühlvoll.

„Wirklich gut gesungen", lobte Sophia, als das Lied zu Ende war. Sie zog ihren Ärmel hoch.

„Ich habe Hühnerhaut."

„Gänsehaut", sagte Rahel und starrte weiter auf die Tür des Musiksaals. Sophia stieß sie an.

„Komm, ich muss."

„Hast du die Stimme auch erkannt?", fragte Rahel.

Sophia schüttelte den Kopf. In diesem Moment öffnete sich die Tür, und Nora kam heraus. Sie war aufwendig gestylt wie immer. Diesmal trug sie allerding statt ihrer kleinen Handtasche einen Stapel Noten unter dem Arm.

„D... Die war das?", stotterte Sophia leise vor sich hin. „D... Die hört sich ganz anders an, wenn sie singt."

Nora aber blickte direkt in Rahels Gesicht und kniff die Lippen zusammen. Dann stolzierte sie auf die beiden Neuntklässlerinnen zu.

„Es ist Pause! Warum seid ihr nicht draußen?", blaffte sie. Das einzige Gefühl, das ihrer Stimme jetzt noch anzuhören war, war Wut. „Verschwindet, statt zu lauschen und mir hinterherzuspionieren!"

Sophia fiel die Kinnlade herunter, während Nora auf ihren Stöckelschuhen eine gekonnte Pirouette vollführte, auf die jeder Eiskunstläufer neidisch geworden wäre. Mit erhobenem Haupt stolzierte sie davon.

„*Merveilleux*", flüsterte Sophia, als Nora sie nicht mehr hören konnte. „Fabelhaft! Sie singt fabelhaft!"

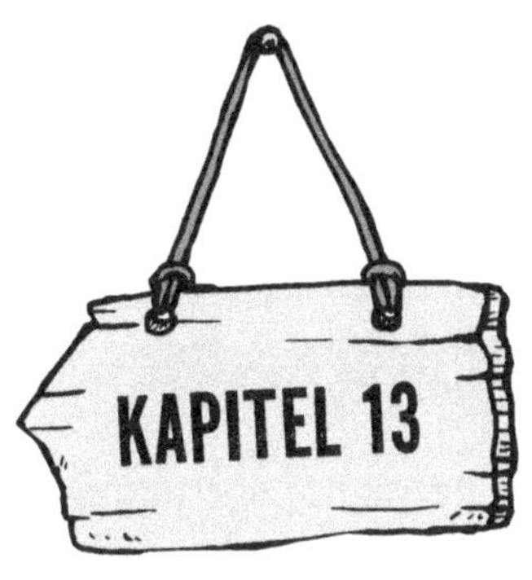

UMWELTSÜNDEN

Am Donnerstagnachmittag standen Rahel und Sophia verlegen neben Peter Schmickler und Onkel Anton und starrten auf die hellgrauen Steine, mit denen Kurt Langenhagen seinen Hof gepflastert hatte. Von den Stallungen wehte Pferdegeruch zu ihnen herüber. Opa redete nicht lange um den heißen Brei herum, sondern stellte seinen Jagdkollegen freundlich, aber bestimmt zur Rede. Um dem Bauern eine Lüge und peinliche Ausflüchte zu ersparen, zeigte er auch gleich das Foto, das seine Enkelin zum Beweis geschossen hatte. Anton war nie etwas peinlich.

„Sch... Schöner Hänger“, sagte er, als er auf das Foto guckte, das Opa Langenhagen hinhielt.

Rahel sah jetzt auf und konnte zusehen, wie der Bauer puterrot anlief. Ob vor Wut darüber, dass er fotografiert worden war, oder weil er sich schämte, vermochte sie nicht zu sagen.

„Und wenn schon“, polterte der Herr Langenhagen. „Was geht's euch an, Pit?! Ist doch mein Wald. Da kann ich machen, was ich will. Der Trichter ist tief genug. Da kommt Erde drüber, und gut ist.“

„Du weißt genau, dass das nicht gut ist, Kurt", widersprach Opa. „Bauschutt gehört nicht in den Wald, und Asbest ist gefährlich."

„Wer sagt denn, dass da Asbest drin ist?", schimpfte Langenhagen.

Sein feistes Gesicht wurde noch dunkler, was Rahel nicht für möglich gehalten hätte, und an den Schläfen pochte der hochgeschossene Puls dunkelblau.

„Ist es nicht?", fragte Opa überrascht, aber ruhig. „Sind die Platten nicht von der alten Scheune?"

„Doch, sind sie, Pit. Aber da steht auf jeder einzelnen AF drauf, und das heißt asbestfrei. Für wen hältst du mich eigentlich?"

Opa sah dem Bauern offen ins Gesicht.

„Für einen guten Bauern und Jäger", sagte er lächelnd. „Und es tut mir leid, Kurt, dass ich es für möglich gehalten habe, dass du Asbest auf diese Weise entsorgst, um Geld zu sparen. Entschuldige bitte."

Opa meinte es aufrichtig und glaubte seinem Jagdfreund.

„Schon gut", brummte Herr Langenhagen. Langsam gewann er seine Fassung zurück.

„Aber du gibst sicher zu, dass du dich schon verdächtig benommen hast, oder?", fragte Opa. „Und ein gutes Gewissen hast du selbst nicht bei deiner Aktion gehabt, sonst hättest du deinen Müll-Bombentrichter nicht im Dunkeln aufgesucht."

„Ja, ja", knurrte Herr Langenhagen. „Mit dem Geld-Sparen hast du ja recht. Ich hätte es gleich zur Deponie bringen sollen. Die war halt schon zu, und ich wollte das Zeug vom Hof haben."

Opa nickte schmunzelnd.

„Weißt du, die Kinder haben beim Dreck-Weg-Tag am Ufer der Brehl illegal entsorgte Eternitplatten gefunden. Die wurden genauso mit Erde zugedeckt, wie du es gerade vorgeschlagen hast. Und in denen steckt leider Asbest. Kannst du dir denken, wer das war?"

„Ich jedenfalls nicht. Gehört die Brehl etwa mir? Da würde ich nie etwas abladen, schon gar nichts Gesundheitsschädliches."

„Das glaube ich dir", sagte Opa. „Wie gesagt, es tut mir leid, dass ich dachte, du würdest asbesthaltige Platten in deinem Wald verscharren."

Rahel und Sophia sahen sich kurz an. Dann schloss sich Rahel Opas Entschuldigung an.

„Mir tut es auch leid", sagte sie.

„Entschuldigen Sie bitte, Herr Langenhagen." Sophia hielt dem Bauern sogar die Hand hin. Er ergriff sie nach kurzem Zögern. „Aber ...", traute Sophia sich weiterzusprechen. „Bleibt denn der Schutt jetzt tatsächlich in Ihrem Wald liegen?

Der Bauer ließ ihre Hand los und rieb sich die Nase. Man sah ihm an, dass er mit sich selbst kämpfte. Das Gute gewann.

„Also gut, Pit. Ich hol den Schutt zurück und bring ihn zur Deponie", schlug er vor.

„Klingt gut", nickte Opa.

„Und um meinen guten Willen zu beweisen, lasse ich auch das Zeug vom Brehlufer auf meine Kosten wegschaffen." Bei dieser Ankündigung strahlte Sophia über das ganze Gesicht, und das schien dem Umweltsünder so gut zu gefallen, dass er noch weiter ging. „Durch eine Fachfirma natürlich. Auch mit allen teuren Vorsichtsmaßnahmen", fügte er seufzend hinzu.

„Noch besser, Kurt", lobte Opa. „Das ist vorbildlich."

„Ich muss verrückt sein ... Liegt das Zeug denn überhaupt noch da?", fragte er scheinheilig. „Ihr habt das doch bestimmt dem Amt gemeldet, oder?"

„Keine Sorge, du kennst doch unsere Beamten", meinte Opa augenzwinkernd. „Auf die ist Verlass. Ich werde ihnen sagen, dass du das noch diese Woche erledigst, bevor der

Steuerzahler dafür aufkommt. Dann rühren die keinen Finger."

„Mach das", knurrte der Bauer zähneknirschend. Vor seinem geistigen Auge schmolz sein Kontostand um eine beachtliche Summe. „Übrigens: Hast du eigentlich irgendwas Neues von dem Wilderer gehört?"

„Leider nein", bedauerte Opa. „Steigt ruhig schon mal ein", schlug er den Mädchen vor. „Wir fahren sofort."

„Ich frage mich, ob nicht Theo ...", hörte Rahel den Bauern sagen, während sie mit Sophia zu Opas altem Ford schlenderte.

„Das wäre schade für Theo, aber möglich ... Möglich ist es", bedauerte Opa.

Die Mädchen schlenderten langsamer.

„Bei der Menge, die gewildert wird, bräuchte er einen Abnehmer. Hier im Umkreis lässt sich kein Restaurant von ihm beliefern, jedenfalls hat es keiner der Wirte zugegeben."

„Tja", sagte Opa lachend. „Ich bin zum Glück pensioniert und muss mich nicht mehr mit bewaffneten Schurken herumschlagen. Nicht einmal, wenn sie die Waffe nur zur Jagd benutzen."

Der Bauer stimmte mit ein. Dann verabschiedeten sich die Männer mit Handschlag und Schulterklopfen, während die Mädchen ins Auto stiegen.

„Seht ihr", sagte Opa, nachdem er auf dem Fahrersitz Platz genommen und die Tür zugeschlagen hatte. „Ich habe doch gesagt, dass er ganz in Ordnung ist."

„Nur ein bisschen geizig", meinte Rahel.

„Das ist strafrechtlich nicht relevant", meinte Opa schmunzelnd. „Und da seht ihr auch, dass man mit Schlussfolgerungen vorsichtig sein muss. Nicht alles ist so, wie es auf den ersten Blick aussieht."

Rahel guckte nachdenklich.

„Egal, ich finde es super, dass jetzt so viel Müll weggeräumt wird“, freute sich Sophia.

„Stimmt. Euer Einsatz hat sich gelohnt.“

Herr Schmickler ließ den Motor an.

„Ich gebe zu, dass Herr Langenhagen nicht so schlimm ist, wie ich dachte“, sagte Rahel, bevor Opas Auto vom Hof rollte. Pit Schmickler sah kurz in den Rückspiegel, um sich zu vergewissern, dass seine Enkelin ihm zuhörte.

„Ja, von Zeit zu Zeit ist es nicht schlecht, seine Vorurteile zu überarbeiten“, sagte er.

Rahel nickte ihm mit ernsten Augen zu.

Während die drei gemütlich zum Schmicklerhof zurückfuhren, lagen Ronny und Silas auf Theo Lenzens Grundstück im feuchten Laub auf der Lauer.

„Was gäbe ich darum, jetzt mit den Mädchen bei Opa im warmen Auto zu sitzen.“ Silas sah auf sein Handy, um die Uhrzeit abzulesen. „Die sind bestimmt längst auf dem Rückweg oder trinken schon zu Hause Kakao und Tee. Ich glaube nicht, dass es viel Sinn hat, hier Wache zu schieben und sich dabei eine Lungenentzündung zu holen“, murmelte er vor sich hin. Trotz Nässeschutz kroch die Oktoberkälte so langsam, aber sicher vom Boden durch seine dicke Hose. Das Blätterpolster unter ihm war nicht besonders dick, und es roch nicht nur nach Erde und Moder, sondern seine Nase hielt es auch durchaus für möglich, dass unter dem bunten Laub eine Maus oder Schlimmeres vor sich hin verweste. „Ich glaube, wir kampieren hier auf Fischresten.“

Ronny reagierte nicht. Er hatte sich auf die Ellbogen gestützt und hielt im Liegen ein Fernglas vor die Augen. Angestrengt beobachtete er den Schuppen neben dem großen Fischteich. Die Jungs hatten sich so postiert, dass sie mithilfe des Feldstechers genau durch das schmutzige Glas auf der Giebelseite sehen konnten.

„Der könnte auch mal wieder Fenster putzen", sagte Ronny und schwenkte das Fernglas zur großen Doppelgarage, in der Onkel Anton den verdächtigen Arbeitsschuh gefunden hatte. Doch die hatte leider keine Fenster, und die Tür war verschlossen. „Dann könnte ich besser sehen."

„Mir ist kalt", beschwerte sich Silas und warf sich noch etwas Laub auf den Rücken. „Muss das wirklich sein? Ich werde eine ganze Woche nach Fisch stinken. Ich fasse es nicht, dass du mich überredet hast, hier noch mal hochzufahren."

„Wenn dir etwas Besseres einfällt, um Lenzen auf frischer Tat zu ertappen, nur heraus mit der Sprache", schlug Ronny vor. „Und Fisch ist super, damit Benno uns nicht wittert." Er schwenkte den Feldstecher auf Lenzens Wohnhaus. „Irgendwo muss er die Köder ja präparieren. Der Schuppen direkt am Teich ist doch ideal."

„Ich hab da zwar nichts gesehen, aber ist schon gut", brummte Silas vor sich hin. Mit Grausen dachte er an weitere Ausflüge, die ihm hierher ins Taubenbachtal bevorstanden. „Ich kaufe mir ein E-Bike", versprach er sich selbst.

„Ich denke, du willst den Führerschein machen."

„Hat Sophia das gepetzt?" Silas tat empört. „Nichts kann man diesen Mädchen erzählen. Alles wird sofort ausgeplau..."

„Still!"

Ronny stieß ihn an, und Silas verstummte sofort. Theo Lenzen kam hinter dem Haus hervor. Es musste auf der Rückseite eine Terrassentür haben. Der Fischzüchter trug seine schwarzen Gummistiefel und näherte sich dem Schuppen mit der schmutzigen Fensterscheibe. Benno lief schwanzwedelnd an seiner Seite. Dann blieb er kurz stehen und hob witternd die Nase in die Luft. Silas duckte sich näher an das schützende Laub und hielt dem Atem an. Ronny grinste und ließ den Feldstecher sinken. Beide Jungs beobachteten still, wie Lenzen die Schuppentür öffnete und einen dreibeinigen, verrosteten Grill herausholte. Er stellte ihn auf dem Gras hin und ging dann noch einmal in den Schuppen, um Kohle herauszuholen und auf den Grill zu schütten. Nachdem Herr Lenzen alles großzügig mit Grillanzünder bespritzt hatte, ließ er ein Streichholz in den Grill fallen. Flammen züngelten hoch in die Luft, wurden aber rasch kleiner. Lenzen nahm einen kleinen Rost und befestigte ihn etwas über den Kohlen. Benno lief aufmerksam und wie um Futter bettelnd um den Grill herum.

Silas sah fragend zu Ronny, doch der konnte sich auch keinen Reim auf die Aktivitäten des Fischzüchters machen. Für das Mittagessen war es zu spät und für das Abendbrot zu früh, aber wer wusste schon, wann Herr Lenzen heute aufgestanden war. Vielleicht grillte er sich gleich sein Frühstück. Ein verheißungsvoller Duft zog bis zu den Jungs. An dem Rost hafteten wohl noch Reste der letzten Mahlzeit.

Als sich der Fischzüchter sicher war, dass die Kohle brannte, ging er erneut in den Schuppen und kam mit Kescher und Eimer heraus. Silas und Ronny beobachteten immer noch schweigend, wie er zügig zum ersten Fischbecken marschierte, den Kescher untertauchte und nacheinander ein paar Fische fing. Dann kehrte er zum Schuppen zurück, stellte den Kescher an der Außenwand zum Trocknen auf und sah sich gründlich um, ehe er über die Schwelle trat und die Tür sorgfältig hinter sich schloss. Benno blieb draußen und bewachte den Grill.

„Wenn der nichts vorhat, will ich nicht länger Ronny heißen."

Der Junge setzte das Fernglas wieder an die Augen und richtete es auf das Fenster.

„Und?", fragte Silas.

„Nichts", sagte Ronny. „Ab und zu sehe ich Lenzen kurz, aber mehr kann ich nicht erkennen. Sieht aus, als stünden hinter ihm ein paar Glasflaschen." Er setzte das Glas ab und reichte es Silas. „Hier. Ich kriege langsam Augenstarre."

„Echt? Flaschen sind mir gestern gar nicht aufgefallen."

Silas griff nach dem Fernglas.

„Tatsächlich. Da ist er", flüsterte er nach einer Weile. „Er hat sich Handschuhe angezogen. Ja, ich bin mir sicher. Schwarze Gummihandschuhe."

„Ich sag doch, er führt etwas im Schilde. Wir müssen näher ran", bestimmte Ronny.

„Bist du verrückt? Nicht, solange Benno da Wache hält."

„Das ist ein Problem, das gebe ich zu."

In diesem Moment fing Benno an zu bellen. Die Tür zum Schuppen öffnete sich, und Lenzen kam heraus. Er trug tatsächlich dünne schwarze Handschuhe und sah sich noch einmal gründlich um. Benno war an ihm vorbei in den Schuppen gelaufen. Auch Lenzen ging jetzt zurück und schloss die Tür hinter sich.

„Problem gelöst", stellte Ronny fest.

Silas ließ das Fernglas sinken und versuchte zu schlucken. Aber sein Mund war zu trocken. Plötzlich hätte er nichts dagegen gehabt, noch eine Stunde länger untätig herumzuliegen.

„Mach den Mund zu und komm! Wir haben nicht viel Zeit."

Ronny stand schon und schüttelte sich das Laub von den Schultern. „Wir gehen hinten herum und schleichen uns vom Teich her an den Schuppen. Dann kann er uns vom Fenster aus nicht sehen."

„Ich weiß nicht."

Silas zögerte immer noch.

„Oder kriegst du jetzt auch schon ein schlechtes Gewissen, wenn du einen Verbrecher fängst, der unschuldige Tiere tötet? Lieber schön sauber bleiben und weggucken, wie dieser Pharrer... Pharri..."

Man hörte Ronny an, dass er genervt von Silas' ständigen Bedenken und klugen Sprüchen war.

„Pharisäer", half Silas nach.

„Genau. So ein frommes Gerede und Getue kann mir gestohlen bleiben. Ich helfe lieber richtig."

Ronny warf ihm einen verächtlichen Blick zu und schlich dann gebückt davon, obwohl er auch so noch höher als die kleinen Hagebuttensträucher war, die hier zahlreich wuchsen. Silas blieb nichts anderes übrig, als ihm zu folgen, wenn er ihn nicht allein lassen wollte, auch wenn er den Vorwurf ungerecht fand.

Aber er hatte keine Zeit, weiter darüber nachzudenken. Plötzlich war ihm überhaupt nicht mehr kalt. Als sie die stacheligen Sträucher hinter sich hatten, mussten sie wohl oder übel zum Schuppen sprinten, da es keine Deckung mehr gab und sich die Tür jeden Moment öffnen konnte. Doch sie hatten Glück. Lenzen und Benno blieben im Schuppen. Ronny war zuerst da und hockte sich hinter die Längswand.

Ein paar Sekunden später ließ sich Silas neben ihm ins Gras fallen und versuchte verzweifelt, wieder zu Atem zu kommen, ohne dabei zu laut zu atmen. Sein Mund stand weit offen wie bei einem Fisch auf dem Trockenen, der nach Luft schnappt. Ronnys Augen lachten ihn aus, aber er boxte ihn trotzdem anerkennend in die Seite. Silas unterdrückte ein Stöhnen. Sie lauschten kurz, aber kein Geräusch drang aus dem Schuppen. Ronny gab seinem Freund stumm ein Zeichen, weiter nach vorne zur Giebelseite zu kriechen, damit sie das Fenster erreichen und vielleicht einen genaueren Blick in das Innere werfen konnten.

Silas fragte sich plötzlich, was er tun sollte, falls Lenzen sie am Fenster entdeckte oder der Hund anschlug. Schade, dass er Ronny nicht vorher nach seinem Plan für diesen Fall gefragt hatte.

Sein sportlicher Freund war bereits um die Ecke verschwunden und kauerte im Matsch unter dem Fenster. Die Stelle schien etwas tiefer zu liegen, sodass das Regenwasser dort noch nicht versickert war. Ronny störte sich nicht daran. Er legte die Hände an das Holz und zog sich langsam in die Höhe. Als sein schwarzes Haar über die Fensterbank reichte, schob er schnell den Kopf bis zur Nasenspitze nach, um sich dann sofort wieder zu ducken. Er winkte Silas mit leuchtenden Augen zu sich und schob erneut den Kopf in die Höhe, um so, in halb gebückter Stellung, zu verharren. Mit klopfendem Herzen krabbelte Silas zu seinem Freund und zog sich ebenfalls am Fenster hoch. Seine Knie zitterten so, dass er fürchtete, Lenzen könnte das Klappern der Knochen bis in den Schuppen hören.

Doch der Fischzüchter wandte ihnen den Rücken zu. Er war ganz in seine Arbeit an der Werkbank vertieft. Zu seiner Linken stand ein weißer Kanister von derselben Größe wie der mit dem flüssigen E 605, der Langenhagens Initialen getragen hatte. Er war offen, aber ohne Aufschrift. Ebenfalls links, aber zu seinen Füßen, stand der Plastikeimer mit den Fischen. Auch Benno lag links unter der Werkbank auf dem alten, zerfetzten Kissen und hatte die Augen geschlossen. Aber rechts von Lenzen lag eine Spritze auf der Werkbank, die er in diesem Moment ergriff. Sie war deutlich größer als die, die der Kinderarzt für die Tetanusimpfung verwendete, trug aber ebenfalls eine feine Metallkanüle mit spitzem Ende. Lenzen tauchte dieses Ende in den Kanister und zog die Spritze auf. Dann bückte er sich und griff nach den Fischen in dem Eimer.

Silas und Ronny duckten sich gleichzeitig und sahen sich mit aufgerissenen Augen an. Dann schoben sie sich zentimeterweise wieder in die Höhe, um zu beobachten, wie der Fischzüchter die tödliche Medizin in den schlaffen Fischleib spritzte. Die junge Forelle war nicht besonders groß, und er musste mehrmals neu ansetzen. Doch schließlich war der Köder fertig präpariert. Er legte ihn in eine Schale und griff nach dem nächsten Fisch. Dabei sah er kurz zum Fenster, doch die Jungs hatten rechtzeitig reagiert und waren aus dem Sichtfeld verschwunden.

Ronny biss sich auf die Wangen. Silas schwitzte jetzt so sehr, dass er sich am liebsten alles vom Leib gerissen hätte. Seine Oberschenkelmuskeln hatten keine Freude an der gebückten Haltung unter dem Fenster. Sie protestierten mit einem schmerzhaften Ziehen gegen die ungewohnte Behandlung. Doch Silas gönnte ihnen keine Pause. Er traute seinen Augen nicht und musste einen weiteren Blick auf den Mann in dem Schuppen werfen. Ronny begriff zu spät und zog seinen Freund vergeblich am Ärmel. Die Hälfte von Silas' Gesicht guckte schon durch die halbblinde Scheibe. Lenzen bemerkte ihn zwar nicht, aber der Hund war wach geworden. Er hob plötzlich den Kopf und sah genau in Richtung Fenster. Laut bellend sprang Benno auf die Pfoten. Lenzen schreckte zusammen. Spritze und Fisch fielen ihm aus den behandschuhten Händen.

„Aus, Benno!", schnauzte er seinen Hund an.

Auch Silas hatte sich erschrocken und fiel nach hinten auf den Po in den Matsch. In seinem Bemühen, Halt zu finden, riss er Ronny und auch den Kescher, den Lenzen an die Giebelwand gelehnt hatte, mit sich. Der Metallrahmen um das Netz schlug erst an das Fenster, sodass die Scheibe wackelte, und dann auf Ronnys Kopf. Ronny stöhnte leise, sprang aber geistesgegenwärtig sofort wieder auf die Füße. Er fasste seinen Freund am Arm.

„Los! Weg hier!", befahl er und zerrte Silas an der Jacke hoch.

Doch jetzt war auch Lenzen klar, dass draußen ungebetene Gäste waren. Nachdem er die Spritze aufgehoben hatte, riss er die Tür des Schuppens auf. Wie ein Blitz schoss Benno nach draußen und nahm Kurs auf die Jungs. Ronny war schon ein Stück entfernt, aber Silas wusste sofort, dass er keine Chance gegen den Hund hatte. Wenn er schon gebissen würde, dann wollte er der Gefahr wenigstens ins Gesicht sehen. Er drehte sich um, wich nur noch schrittweise zurück und sah Benno entgegen. Ronny warf einen Blick über die Schulter und begriff, dass Silas aufgegeben hatte. Deswegen hielt er ebenfalls an und kehrte um.

„Fass, Benno!", kommandierte Lenzens wütende Stimme aus der Ferne.

Bleich und starr blieb Silas stehen, den Blick auf den Hund gerichtet. Bennos Pfoten berührten kaum die Wiese, er flog förmlich über den Boden und auf Silas zu. Rahels Bruder bildete sich ein, die Zähne schon in seinem Bein zu fühlen. Er verzog das Gesicht. Da hörte er Ronnys Stimme in seiner Nähe.

„Hey, Benno, komm! Hierher!", rief Ronny.

Der große Junge ging direkt auf Benno zu und wedelte dabei wie verrückt mit den Armen. Dann tat er so, als ob er wieder weglaufen würde.

„Fass, Benno!", brüllte Lenzen noch einmal aus der Ferne.

Doch Benno, durch Ronny absichtlich provoziert, zögerte, als müsste er überlegen, welchen der beiden Eindringlinge sein Herrchen mit dem kurzen Befehl gemeint hatte. Dann entschied er sich tatsächlich für Ronny und korrigierte seine Richtung. Mit hochgezogenen Lefzen stürmte er nur ein paar Meter entfernt an Silas vorbei und auf Ronny zu. Für einen kurzen Moment verspürte Silas Erleichterung, dann machte er sich sofort Sorgen um seinen Freund. Bennos Pfoten rissen Grasfetzen in die Luft, während er auf Ronny zu hetzte. Der blieb jetzt mit leicht gebeugten Knien stehen, jeder Muskel seines Körpers war angespannt, sein Gesicht hart vor Konzentration. Er hatte den Blick gesenkt und sah seitlich am Hund vorbei. Wenn Benno zum Sprung ansetzte, würde die Wucht des Aufpralls Ronny zu Fall bringen. Sicher wog der Jagdhund um die dreißig Kilo. Wenn die erst mal in Schwung waren, warfen sie jeden um. Am Boden liegend wäre Ronny dem Jagdhund schutzlos ausgeliefert.

„Rufen Sie Ihren Hund zurück", rief Silas dem Fischzüchter zu. Leider klang seine Stimme nicht so furchtlos, wie er es beabsichtigt hatte, aber das war egal, denn es war ohnehin zu spät.

Benno war schon in der Luft. Kein Befehl konnte ihn mehr aufhalten. Silas wagte es nicht, den Blick von der Szene abzuwenden, auch wenn er gar nicht hinschauen wollte.

„Nein!", schrie er nur entsetzt.

Dann sah Silas, wie Ronny im letzten Moment zur Seite wich und Benno an ihm vorbeiflog. Verdutzt landete der Hund auf seinen Vorderpfoten und überschlug sich. Nachdem er kurz benommen liegen geblieben war, stand er wieder auf, schüttelte sich und suchte nach Ronny. Der hatte sich jetzt seitlich zum Hund gestellt und beobachtete ihn nur aus den Augenwinkeln. Knurrend, aber mit gesenktem Kopf blieb Benno auf Abstand. Ronny zog sich die Ärmel seines Hoodies über die Hände.

„Rufen Sie Ihren Hund zurück", sagte Ronny in Lenzens Richtung.

„Sonst was?", fragte Lenzen, der nun herangekommen war und ein Gewehr in der Hand hielt.

„Sonst nehme ich ihn in den Schwitzkasten und breche ihm das Genick."

So furchtlos wie Ronny dastand, glaubte Silas ihm jedes Wort.

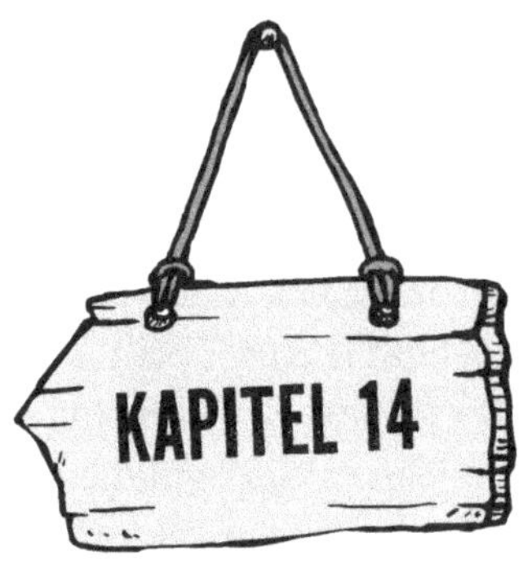

BENNO

„So!“, sagte Rahel und übermalte den Namen Kurt Langenhagen mit mehreren dicken Strichen.

Vor ihr auf dem kleinen, ausklappbaren Tisch lag der Aktenordner mit den Fällen der Detektei Anton. Sophia zog den Reißverschluss ihrer wattierten Strickjacke höher. Sie war aus in bunten Farben gestrickten Quadraten zusammengesetzt und passte zu den fröhlich strahlenden Augen ihrer Trägerin.

„Es wird langsam kalt in unserem Bus“, sagte sie, als müsste sie ihrer Freundin erklären, warum sie die Jacke zumachte. Rahel nickte vor sich hin und starrte weiter auf die Liste der übrigen Verdächtigen. „Warum machst du das?“, fragte Sophia. „Ich dachte, es sei klar, dass Lenzen der Täter ist. Wir brauchen nur noch einen echten Beweis.“

„Ordnung muss sein“, murmelte ihre Freundin und zögerte, den Namen Nora von der Liste zu tilgen.

Sophia lachte.

„Erzähl das mal deinen Schulheften.“

„Ha, ha.“

Rahels Bleistift kreiste über Noras Namen wie ein Falke über seiner Beute. Eine Weile sah Sophia geduldig zu.

„Nun streich sie schon durch", sagte sie dann. „Sie war es nicht."

„Auch nicht bei Caruso?"

Sophia schüttelte den Kopf.

„Nein, du magst sie nur nicht."

„Ist das ein Wunder?"

„Wohl kaum. Ich gehöre auch nicht zu ihrem Fanclub, aber trotzdem solltest du ihr eine faire Chance geben. Sie kann so schön singen."

Rahels Stift näherte sich dem Papier, stieg dann aber wieder in die Luft.

„Nicht jeder, der gut singt, ist auch ein guter Mensch."

„Das war ein Witz", sagte Sophia. „Nora zieht sich anders an als wir, und sie ist unfreundlich. Ja, das stimmt. Aber als Nick dich angegriffen hat, war sie nicht damit einverstanden, sagt Ronny. Er hat es ihr angesehen. Sie war *horrifié* – entsetzt, hat er erzählt. Und sie hat lange gewartet, bis sie ihrem Freund über den Schulhof gefolgt ist."

„Tatsächlich?"

Rahel hob die Augenbrauen und sah ihrer Freundin in die Augen. Sophia nickte.

„Du denkst schlecht von ihr, wie die Juden von den Samaritern oder sogar von Jesus selbst dachten. Deshalb erwartest du nichts Gutes von ihr."

„Du etwa?"

„Ich bemühe mich jedenfalls. Ich überlege sogar, wie wir ihr etwas Gutes tun könnten."

„Obwohl sie dich schon öfter beleidigt hat wegen deiner Hautfarbe?!"

„Okay, fällt mir nicht leicht", gab Sophia zu, „aber ich denke, Gott will von uns, dass wir Gutes tun, oder habe ich da etwas falsch verstanden?"

Rahel zögerte.

„Nein. Ich glaube nicht“, sagte sie dann langsam und strich Noras Namen durch. Allerdings nur mit einem Strich.

„Sehr gut.“ Sophia sah auf ihre Armbanduhr. „Was die Jungs wohl machen?“, überlegte sie.

„Sich langweilen, vermute ich.“ Rahel klappte den Aktenordner zu. „Um fünf sollten sie hier sein, wenn sie pünktlich sind. Morgen Nachmittag sind wir dann an der Reihe. Beschatten ist selten aufregend, sagt Opa.“

„Hoffentlich täuschst du dich“, seufzte Sophia. „Ich habe keine Lust auf Langeweile.“

Langeweile hätte Silas liebend gerne gegen das eingetauscht, was er in diesem Augenblick erlebte, aber er hatte keine Wahl. Hilflos musste er dem Kampf zwischen Lenzen und Ronny zusehen, in dem es gerade unentschieden stand. Der Fischzüchter machte keine Anstalten, seinen Hund zurückzurufen. Aber Benno traute sich auch nicht näher an Ronny heran. Er schien auf einen weiteren Befehl seines Herrchens zu warten, das jetzt fast hinter ihm stand.

„Platz!“, kommandierte Lenzen auch tatsächlich, und der Jagdhund ließ sich knurrend nieder, die Augen aufmerksam auf Ronny gerichtet. „Verschwindet von meinem Grundstück!“, forderte Lenzen die Jungs auf und fasste an sein Gewehr.

Ronny straffte die Schultern und hob das Kinn.

„Schießen Sie sonst auf uns? Wie auf die Vögel, die Ihnen den Fisch stehlen? Oder haben Sie vor, uns zu vergiften?“

Silas hielt die Luft an, doch Lenzen lachte bitter.

„Ich vergifte niemanden.“

„Dann ist ja gut“, sagte Ronny. „Wir gehen dann und ...“

„Nein, Sie vergiften niemanden. Sie legen nur Giftköder aus“, brach es jetzt aus Silas heraus. „Wir wissen genau, was Sie in dem Schuppen getan haben, und ich werde alles meinem Opa und Herrn Langenhagen erzählen.“

Ronny warf Silas einen wütenden Blick zu. So eine Drohung verbesserte ihre Lage nicht gerade. Der Fischzüchter kniff die Lippen zusammen, und Benno knurrte lauter. Man sah, dass er endlich aufstehen und zubeißen wollte. Lenzen drehte sich zu Silas und spuckte ihm vor die Füße.

„Du? Du weißt gar nichts, Bürschchen. Ich habe da drin lediglich Medizin für meinen kranken Hund aufgezogen. Er schluckt sie leichter, wenn sie lecker verpackt ist. Nicht wahr, Benno?“ Benno wischte mit dem Schwanz über den Boden und fiepte kurz, als er seinen Namen hörte. Er machte einen äußerst gesunden Eindruck und bewies erstaunliche Ausdauer beim drohenden Knurren. „Und ich habe mir einen größeren Fisch für mein Mittagessen geholt, den ich gleich draußen auf den Grill schmeiße.“ Lenzens Augen wurden schmal. „Und nur, weil ihr mich gestört habt, verbrennt meine Mahlzeit. So ein Jammer.“

„Der Fisch liegt ja gar nicht auf dem Grill!“, empörte sich Silas.

„Was du nicht sagst, du Blitzmerker“, höhnte Lenzen, und Silas begriff: Lenzen würde alle Köder und damit die Indizien vernichten, ehe es ihnen gelang, die Polizei zu informieren.

„Ruft ruhig die Polizei. Sie werden nichts bei mir finden, hörst du? Rein gar nichts, außer einem Haufen Asche.“

„Klar, wir haben gut zugehört. Und wir werden nichts gegen Sie unternehmen, Herr Lenzen“, versicherte Ronny. „Rufen Sie jetzt bitte Ihren Hund zurück, und wir sind auch schon weg, ehe Sie bis drei zählen können.“

Jetzt war es an Silas, seinen Freund wütend anzusehen. Warum versprach er so etwas? So jemand musste doch bestraft werden. Selbstverständlich würden sie das melden.

„Natürlich seid ihr weg, und ihr kommt nie wieder. Hierher, Benno!“, sagte Lenzen ruhig.

Der Hund erhob sich und beachtete Ronny nicht mehr, als er zu seinem Herrchen lief.

„Eins“, zählte Lenzen, noch bevor Benno sich neben seine Füße gesetzt hatte.

Hier war alles gesagt. Ronny entfernte sich ohne ein weiteres Wort rückwärts, und Silas schloss sich zügig, wenn auch widerwillig, an.

„Zwei“, drohte Lenzen und fasste an Bennos Halsband.

Die Jungs drehten sich um und begannen zu rennen. Sie waren so schnell, dass sie die Zahl drei nicht mehr hörten, obwohl Silas auf der Flucht ausrutschte und unfreiwillig den matschigen Rasen küsste. Nur Bennos drohendes Gebell verfolgte sie, bis sie an ihren Rädern angelangt waren. Sie sprangen auf und traten in die Pedale. Der sportliche Sprint hinderte Ronny nicht daran, Silas zur Rede zu stellen.

„Sag mal, hast du sie noch alle? In unserer Lage dem Typen da zu drohen?“, schimpfte er.

Silas konnte nicht antworten, selbst wenn er gewollt hätte. Er war zu sehr außer Atem und konzentrierte sich darauf, auf dem Waldweg nicht auch noch vom Fahrrad zu fallen. So ließ er Ronnys Belehrung einfach über sich ergehen „Schon mal etwas von Taktik gehört? Oder Deeskalation? Von angemessenem Kommunikationsverhalten? Wie kannst du so einen wie Lenzen noch provozieren? Ich meine, der Typ hatte eine Waffe in der Hand, oder? Bist du blind? Die tollsten Ninja-Techniken helfen dir nicht, wenn du die Gefahr nicht kommen siehst und sie selbst noch heraufbeschwörst.“

Silas war weit davon entfernt, irgendwelche Ninja-Techniken zu beherrschen. Aber Ronny hatte recht mit seinen Vorwürfen. Er hatte sich von seinem Gerechtigkeitssinn hinreißen lassen, ohne an die Konsequenzen zu denken. Schon beim zweiten Blick durch das Fenster hatte er nicht darüber nachgedacht, wie gefährlich der sein konnte.

„Du hast recht“, stieß er hervor. „Tut mir leid. Ich habe uns das eingebrockt. Mann, hatte ich Schiss, als Benno auf mich zukam.“

Ronny ließ sein Bike rollen, weil es bergab ging, und warf einen Seitenblick auf seinen Freund und dessen schlammiges Gesicht.

„Schon gut“, grinste er. „Ich arbeite mit dir an deinen Softskills. Versprochen.“

Silas atmete erleichtert auf. Gut, dass Ronny nicht lange sauer war.

„Klar, wenn du mir sagst, wovon du sprichst.“

„Von Fähigkeiten wie eigenes Auftreten, Reden und Zuhören. Von der Wahrnehmung der Situation, also kurz: dass du merkst, wann du verloren hast und es klüger ist, nachzugeben.“

„War mir eigentlich klar, also, dass ich keine Chance habe“, keuchte Silas, rumpelte über eine dicke Wurzel und riss den Lenker wieder gerade. Ronny wich der Wurzel elegant aus.

„Ja, aber du hast nicht danach gehandelt.“

„Stimmt“, gab Silas zu und versuchte zu spät, ein Loch im Waldboden zu meiden. Er spürte einen schmerzhaften Stoß im Rücken, als er mitten hindurchfuhr, aber er musste nicht absteigen. Ronny schüttelte den Kopf, während er an der Vertiefung vorbeirollte.

„Nummer 1: Erkenne das Problem, bevor es für dich zum Problem wird.“

„Klingt gut“, sagte Silas und umklammerte die Griffe seines Lenkers. „Aber was heißt das genau?“

„Beim Radfahren: Guck einfach ein bisschen weiter nach vorn, dann siehst du die Hindernisse eher kommen.“

Silas hob den Kopf etwas und versuchte, Ronnys Tipp in die Tat umzusetzen. Und tatsächlich gelang es ihm besser, die schlimmsten Unebenheiten im Boden zu vermeiden. Noch vor der verabredeten Zeit kamen sie bei den Mädchen an, die aus dem roten Caritas-Bus sprangen, als die Jungs heranrollten.

„Wie seht ihr denn aus?“, fragte Rahel und rümpfte die Nase. „Seid ihr im Fischteich gelandet?“

„Nein“, japste Silas.

„Schwimmen ist das Einzige, was uns für den Kurz-Triathlon noch fehlt“, sagte Ronny lachend und lehnte sein Rad sorgfältig an die dickste Tanne, damit es nicht umkippen konnte.

Im Gegensatz zu Silas sah er relativ entspannt und einigermaßen sauber aus. Sophia guckte mitleidig auf Rahels Bruder. Hose, Jacke und Gesicht waren mit getrocknetem Schlamm überzogen.

„Bist du in Ordnung?“, fragte sie.

„Ja, keine Sorge. Benno hat ihn heil gelassen“, antwortete Ronny.

„Weil du dich ihm heldenhaft in den Weg gestellt hast“, gab Silas freimütig zu.

Ronny wurde rot, als Sophia ihn mit aufgerissenen Augen ansah.

„Halb so wild, hätte auch schiefgehen können“, wehrte er verlegen ab. „Vor einem Hund sollte man sowieso nicht davonlaufen.“

„Benno hätte mich gebissen, wenn du ihn nicht abgelenkt hättest, obwohl ich ganz still stand“, sagte Silas. Er war so erleichtert, endlich in Sicherheit zu sein, dass er euphorisch wurde und nicht bemerkte, wie peinlich Ronny sein Lob war. „Ihr hättet ihn sehen sollen! Boah, wie im Film“, posaunte er und stellte sich breitbeinig auf wie ein Actionheld. „Rufen Sie Ihren Hund zurück, oder ich breche ihm das Genick!“, wiederholte er Ronnys Worte und versuchte, dessen tiefe Stimme zu imitieren. Die Oberarme ließ er dabei von seinem Körper abstehen, als seien darunter Berge von Muskeln im Weg.

„Hör auf“, zischte Ronny und zog Silas’ Arm herunter.

„Das Genick? Echt jetzt?“, sagte Rahel zu Ronny. „Wo hast du denn den Spruch her, Watson?“

„Ist das so wichtig?“

„Ich finde schon.“ Rahels Neugier war geweckt. Sie hatte plötzlich das Gefühl, auf einer heißen Spur zu sein. Ronny verbarg etwas vor ihnen und das schon längere Zeit. Jetzt war die Chance, hinter sein Geheimnis zu kommen, und sie hatte nicht vor nachzugeben. „Wenn ich nicht ganz falsch liege, spielt dabei dein geheimes Training sonntagsabends eine Rolle, oder?“

Ronny schwieg. Er bückte sich und gab vor, an der Kette seines Fahrrads etwas kontrollieren zu müssen.

„Und deine ganzen anderen ach so wichtigen Termine.“

Keine Antwort. Ronny hob das Hinterrad an und trat die Pedale mit der Hand.

„Also, ‚Genick brechen‘ klingt für mich ziemlich brutal“, meinte Rahel, „selbst für Notwehr.“ Immer noch schweigend zog Ronny einen kleinen Zweig zwischen den Zahnrädern heraus. Er war voll Kettenfett. *Und man muss die Handgriffe für so etwas garantiert üben,* dachte Rahel und beschloss zu raten.

„Sag bloß, du machst Kampfsport?“, fragte sie lässig und ins Blaue hinein.

Ronny schoss hoch und wirbelte blitzschnell herum.

„Und wenn?“, stieß er drohend hervor.

Rahel wich erschrocken zurück. Sie stolperte über ihre eigenen Füße und plumpste auf ihren Allerwertesten. Zum Glück fiel sie weich in eine dicke Schicht Laub. Verdutzt über die Richtigkeit ihrer Vermutung blieb sie trotzdem sitzen. Ronny machte keine Anstalten, ihr aufzuhelfen.

„Darf ich dann in eurem frommen Verein nicht mehr mitmachen?“, fragte er von oben herab und wandte sich wieder seinem Fahrrad zu. „Nervt mich sowieso irgendwie alles, was da so abgeht“, murmelte er.

Silas war plötzlich nicht mehr nach Lachen zumute.

„Hey, tut mir leid, Ronny. Ich ...", begann er hilflos.

„Ihr könnt jedenfalls morgen Nachmittag auf keinen Fall allein dorthin. Der Mann ist gefährlich. Unberechenbar", sagte Ronny zu Sophia. „Und er ist gewarnt. Er hat uns erwischt."

Sophia schluckte krampfhaft. Am liebsten hätte sie geweint. Streit und schlechte Stimmung gingen ihr immer sehr nah. Beides sorgte für einen dicken Kloß im Hals. Und dazu lähmte die Vorstellung, dass Lenzen den Jungs tatsächlich etwas Schlimmes hätte antun können, ihre Zunge. Sie konnte nichts sagen, sondern ging zu ihrer Freundin und zog sie hoch. Rahel klopfte sich das Laub aus den Sachen. Sie räusperte sich.

„Mit tut es auch leid", sagte sie. „Ich wollte dich nicht ärgern, Ronny. Ehrlich gesagt finde ich Kampfsport megacool."

„Tatsächlich?", fragte Ronny misstrauisch.

„Aber ja, solange er zur Verteidigung eingesetzt wird ..." Rahel dachte an Nick und wie froh sie über Ronnys Hilfe vor dem Fahrradkeller gewesen war. „Oder um Schwächeren zu helfen."

Sie blickte zu Boden. Hatte sie sich gerade wirklich zu den Schwächeren gezählt?!

„Also, ich brauche anscheinend öfter jemanden, der mich aus Schwierigkeiten herausholt", sagte Silas gequält.

Er wollte auf gar keinen Fall, dass Ronny aus der Detektei ausstieg oder den Teenkreis der SEGE in Zukunft mied. Wie dumm, dass er so albern gewesen war. Hoffentlich meinte Ronny das nicht ernst.

„Eigentlich geht es mehr darum, Problemen wenn möglich aus dem Weg zu gehen", erklärte Ronny langsam und sah im Stillen seinen Vater vor sich, wenn der schlechte Laune oder zu viel getrunken hatte oder auch beides zugleich. Er war dankbar für seine Trainer, die ihm damals in Dresden die ersten einfachen, aber enorm effektiven Techniken gezeigt hatten. Natürlich ohne zu wissen, wofür er sie anwendete. „Und um situationsangemessenes Verhalten."

„Situationsangemessen? So wie einen Hund zu provozieren und auf sich zu lenken?", rutschte es Silas heraus. „Sorry", entschuldigte er sich sofort und biss sich auf die Lippe.

„Manchmal auch das", sagte Ronny nur. „Wenn man weiß, was man tut."

„Habt ihr denn irgendetwas sehen können?", fragte Rahel. „Oder hat Lenzen euch sofort erwischt?"

„Nein, zum Glück nicht."

Silas schilderte knapp, was sie beobachtet hatten und wie sie entkommen waren. Diesmal beschränkte er sich auf die nackten Tatsachen und ließ jegliche Dramatik weg. Sophia war trotzdem entrüstet.

„So ein ... so ein ... *monstre! C'est brute!*", stieß sie mit Mühe hervor.

„Und er wird natürlich alles leugnen", schloss Silas.

„Er ist kein Monster", sagte Ronny ruhig. „Er verhält sich nur so ... keine Ahnung, vielleicht weil er Angst hat oder weil der Alkohol ihn im Griff hat. So eine Sucht ist ..." Ronny brachte den Satz nicht zu Ende. Er wandte sich ab und ging hinüber zum Caritas-Bus.

„Gibt es hier eigentlich nichts zu trinken für unsere Helden?", fragte Rahel Sophia und überholte Ronny auf seinem Weg zur Zentrale. Sie war zuerst an der Heckklappe und holte eine Fassbrause hervor, die sie für Ronny öffnete. „Hey, wir ...", stammelte sie. Und wollte eigentlich, ehe Silas und Sophia hier aufkreuzten, sagen: ... *brauchen dich,* aber Ronny unterbrach sie.

„Danke", sagte er, griff nach der Flasche und leerte sie in einem Zug.

Ein gewaltiger Rülpser bahnte sich den Weg ins Freie. Rahel guckte angewidert.

„Musste das sein?"

„Ja", meinte Ronny, sah sich aber vorsichtshalber nach Sophia um. Die war aber immer noch mit Silas im Gespräch. Die beiden hatten sich noch nicht von der Stelle bewegt. „Hast du keinen Durst?", rief Ronny seinem Freund zu. Er schien nicht mehr sauer zu sein.

„Doch, ich komme", rief Silas zurück und kam mit Sophia zum Bus. Rahel reichte auch ihm eine Flasche mit seiner Lieblingssorte.

„Also, ich schlage vor, wir beschatten Lenzen morgen alle vier gemeinsam. Aus sicherer Entfernung", sagte Ronny. Er musste noch einmal rülpsen, hielt aber jetzt den Mund geschlossen und die Hand davor. „Entschuldigung", sagte er.

„Reicht es nicht, dass ihr zwei ihn gesehen habt, wie er das mit dem Gift gemacht hat?", fragte Sophia.

„Meinst du, es glaubt uns jemand, wenn bei Lenzen nichts mehr zu finden ist?", fragte Ronny zurück.

„Ich weiß nicht."

Sophia war anzusehen, dass sie jetzt schon Angst hatte. „Wird Benno uns nicht wittern?"

„Oh, da kenne ich ein Geheimmittel", stöhnte Silas.

„Totsicher", bestätigte Ronny und grinste. „Eure Mutter hat bestimmt noch ein paar nette Reste von dem Zander in der Biotonne.

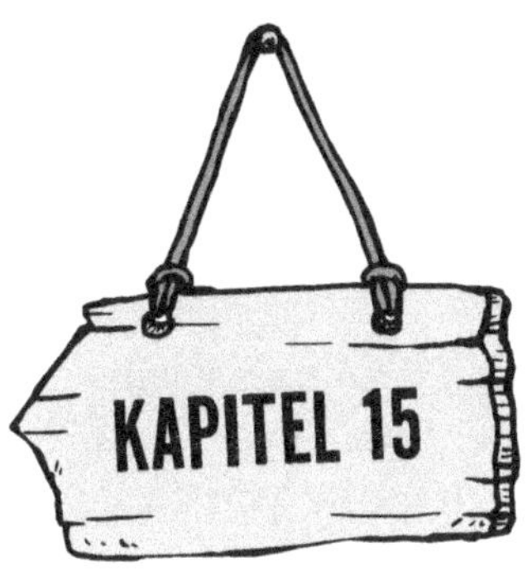

DICKE LUFT

Am Freitagmorgen konnte Rahel den vierten Tag in Folge ihr Rad unbehelligt in den Fahrradkeller schieben. Nick war nirgendwo zu sehen. Erleichtert atmete sie auf. Als sie ihr Bike am Ständer festschloss, vibrierte ihr Handy. Rahel zog es aus der Jackentasche und kontrollierte ihre Nachrichten. Opa hatte etwas geschrieben. Was wollte er wohl noch vor dem Unterricht?

„Rahel, bist du da drin?", rief eine Stimme in den Fahrradkeller.

Rahel sah Sophia im schmalen Eingang stehen und drängte sich an den anderen Schülern vorbei, die vor oder nach ihr gekommen waren.

„Hi", begrüßte sie ihre Freundin und las dann Opas Nachricht. „Oha", sagte sie.

„Schlechte Neuigkeiten?", fragte Sophia, hakte sich bei ihr unter und zog sie zum Geländer am Rande des Schulhofs.

Wenn man hinuntersah, konnte man zwei, drei Meter tiefer die Brehl vorbeifließen sehen. Das kleine Flüsschen, das dem ganzen Tal den Namen gegeben hatte, führte heute klares Wasser. Sogar der Grund war sichtbar. Rahel ließ das Handy verschwinden.

„Wie man's nimmt. Die Post ist gekommen ..."

„Gute Nachricht", unterbrach Sophia sie lächelnd. „Der Staat funktioniert."

Rahel lachte. Dann wurde sie wieder ernst.

„Das Ergebnis der Giftanalyse ist da."

„Vom Tierarzt? Ich meine, von Caruso?"

„Genau."

„Und?"

„Ein extrem seltener Stoff: Gluxiphat. Das Zeug ist ziemlich giftig und gar nicht frei verkäuflich, schreibt Opa."

„Das heißt?"

„Dass der Täter es irgendwo aus einem Chemiewerk haben muss oder beruflich mit diesem Gift zu tun hat. Vielleicht können uns deine Eltern mehr darüber sagen. Die sind doch beide Chemiker. Damit scheidet Lenzen jedenfalls endgültig aus, was Caruso betrifft."

„Warum? Vielleicht hat er das Zeug auch von Herrn Langenhagen geklaut oder von einem Winzer, der das früher benutzt hat. In den Weinbergen wurde ganz schön viel Gift versprüht, sagt meine Mutter. Manchmal sehe ich heute noch die Hubschrauber."

Rahel schüttelte den Kopf.

„Nein, es ist etwas Neues, das hier nie einzeln auf dem Markt war. Nur als Zusatzstoff in dem Herbizid ... Äh, warte mal." Rahel guckte doch noch einmal auf das Handy. „Richtig. PlantEx, so hieß das Zeug", las sie den Namen vor. „Dann aber nicht in dieser Dosierung, die man bei Caruso im Magen gefunden hat."

„Herbizid? Ein Unkrautbekämpfungsmittel hat Caruso vergiftet?", überlegte Sophia, als sie die Jungs entdeckte. Sie winkte ihnen.

„Nein, nur eine einzige Zutat davon, die es einzeln nicht zu kaufen gibt: Gluxiphat."

Rahel zeigte Silas und Ronny Opas Nachricht. Ronny nahm ihr Handy in die Hand.

„Ziemlich *mystérieux* ...", sagte Sophia, als die Jungs zu Ende gelesen hatten. „Oder?"

„Was ist mysteriös? Rahels Klamotten?"

Viola, die gerade unterwegs zur Raucherecke war, wackelte an ihnen vorbei. Trotz des kühlen Oktobermorgens trug sie ein bauchfreies Top und eine knappe Hose, die kaum die Pobacken bedeckte. Ihre warme Winterjacke war vorne geöffnet, damit auch jeder ihren tiefen Ausschnitt sehen konnte. Rahel guckte auf ihre eigene Jeans, die zwar nicht der neusten Mode entsprach, aber perfekt passte, und verzichtete auf eine Antwort.

„Kluge Entscheidung", bemerkte Ronny leise, als Viola bei Nick angekommen war. Nora war noch nirgendwo zu sehen. Sie würde heute wohl zu spät zur Schule kommen, wenn sie nicht in der ersten Stunde frei hatte. „Lass dich nicht von verbalem Müll provozieren. Gehört auch zum Thema Problemvermeidung."

„Danke."

Ronny gab Rahel ihr Handy zurück.

„Was ist denn ein Breitbandherbizid?", fragte er in die Runde.

„Das heißt vermutlich, dass es gegen alles wirkt, also gegen jegliches Grün", erklärte Silas. „So wie Breitbandantibiotika gegen viele unterschiedliche Bakterien wirken. Es wird verwendet, wenn man nicht genau weiß, welches Bakterium schuld an der Krankheit ist."

„Heißt das, es tötet alle Pflanzen und nicht nur das Unkraut?", fragte Rahel. „Das wäre aber dumm."

Der Biolehrer Herr Soole stand in der Nähe und hatte die letzten Sätze mitbekommen. Er fühlte sich genötigt, seinen Schülern die Frage zu beantworten.

„Genau das heißt es, Rahel. Es lässt nur die übrig, die vorher gentechnisch verändert und genau an dieses Herbizid angepasst worden sind. Nur die überleben."

Herr Soole trug eine gefütterte braune Kunstlederjacke und wählte die Grünen. Das wusste die ganze Schule, da er es mindestens einmal pro Unterrichtsstunde erwähnte.

„Das ist ja totale Umweltvergiftung", sagte Sophia entrüstet.

„Das sehe ich genauso", meinte Herr Soole und ging summend weiter.

Silas erkannte die Melodie und lachte. Rahel sah ihn fragend an.

„Take five", sagte Silas, als wäre damit alles erklärt.

„Und was ist daran so lustig?", fragte seine Schwester.

„Das ist ein Jazz-Stück. Der Soole spielt echt gut Jazz-Posaune, und damit lässt er bei jeder Orchesterprobe den Wedemüller verzweifeln."

„Warum?"

„Na, weil er immer zu früh einsetzt, wenn wir was Klassisches spielen, und dann rastet der Wedemüller richtig aus."

„Aha." Rahel blieb todernst.

„Mann, das sieht witzig aus, und deshalb musste ich lachen."

„Deinen Humor möchte ich haben", sagte Rahel in das Klingeln hinein, das den Schulbeginn ankündigte.

„Besser als gar keinen, oder?", fragte Nora, die es doch noch pünktlich auf den Schulhof geschafft hatte. Nur für die Raucherecke blieb ihr keine Zeit mehr, wenn sie rechtzeitig im Klassenzimmer sitzen wollte. Doch sie schien heute wohl keine Lust auf die Nikotinschwaden ihrer Freunde zu haben, denn sie schwenkte direkt auf die nächste Eingangstür zu. Allerdings nicht, ohne einen bitterbösen Blick auf Nick und Viola zu werfen, die sich angeregt zu unterhalten schienen.

„Was geht denn bei denen ab? Die sind doch sonst so unzertrennlich“, wunderte sich Ronny und schmiss sich seinen Rucksack auf den Rücken.

„Rauchen ist ganz schlecht für die Stimme“, wiederholte Rahel, was Mama immer predigte. „Wahrscheinlich gilt das auch, wenn man fremden Rauch einatmet.“

„Nora singt wie ein Engel“, erklärte Sophia. „Wir haben sie neulich im Musiksaal gehört.“

„Wenn Engel so gucken, dann will ich sie lieber nicht singen hören“, meinte Silas, und Sophia kicherte.

„Ich glaube, die drei haben Stress“, sagte Rahel. „Freut mich.“

„Warum?“, fragte Ronny.

„Dann lassen sie andere vielleicht in Ruhe, oder?“

Offen sah Rahel Ronny ins Gesicht. Er hatte wirklich sehr dunkle Augen. Das war ihr schon bei ihrem ersten Zusammenstoß vor ein paar Monaten aufgefallen. Damals auf dem Flur, als seine tiefe Stimme sie von hinten angesprochen und sie vor Schreck beim Trinken ihr T-Shirt gewässert hatte – kurz vor der Audienz beim Direktor. War das wirklich erst ein halbes Jahr her?

„Ist das das Einzige, woran du denkst, Sherlock? Deine Ruhe?“ Ronnys Augen schienen direkt bis in ihr Innerstes zu sehen. Rahel verspürte plötzlich den heißen Wunsch, auf den Boden zu gucken. Sie wich Ronnys Blick aus und stieß sich vom Geländer ab. Am Schulgebäude öffnete der große Junge die Tür vor den Mädchen. „Wie wäre es, wenn wir Nora zum Teenkreis heute Abend einladen?“, schlug er vor. „Sie könnte in der Stimmung für ein Ja sein.“ Sophia und Rahel vergaßen, weiterzulaufen und durch die Tür zu gehen. „Oder ist die fromme Runde für Leute wie Nora nicht gedacht, hm? Habt ihr Angst, euch schmutzig zu machen?“

Ohne auf eine Antwort zu warten, betrat Ronny das Schulgebäude. Rahel wurde erst blass, dann rot. Noras Name war ihr noch nie eingefallen, wenn sie in Gedanken nach Kandidaten für den Teenkreis gesucht hatte. Warum eigentlich nicht?

„Liebling, sag mal, muss das wirklich sein, deine ständigen Einsingübungen?“ Herr Schmickler trat in den Flur und schmiss die Wohnzimmertür hinter sich zu. „Das ist ja nicht auszuhalten.“

Silas und Rahel sahen sich an. Draußen regnete es. Sie saßen in Rahels Zimmer und versuchten, sich auf den Teenkreis vorzubereiten. Werner hatte sie gebeten herauszufinden, wer die Samariter genau gewesen waren. Das war seine kleine Hausaufgabe gewesen, und während Rahel googelte, las Silas in Opas Bibellexikon nach, das er sich nach der Schule ausgeliehen hatte.

„Hab ich was mit den Ohren, oder war das eben wirklich Papa?“, fragte Silas und klappte das Buch zu.

„Muss ja. Der Briefträger war es nicht“, meinte Rahel. „Aber ich weiß, was du meinst“, beeilte sie sich zu sagen, als sie Silas' Gesicht sah. „Diese laute Stimme passt gar nicht zu ihm.“

„Nicht nur die Lautstärke. So gereizt und unfreundlich ist er selten, und wenn, dann spricht er garantiert nicht mit Mama. Außerdem ist der Vorwurf ungerecht. Mama übt zwar oft, aber doch nicht ständig.“

„Hm“, machte Rahel und dachte, dass das ein Klarinettenspieler wie Silas vielleicht anders empfand als Papa.

„... und jetzt hat sie nur beim Kochen gesungen, weil sie gerne in der Küche steht und liebt, was sie tut. Wie andere Menschen unter der Dusche singen.“

„Ein bisschen lauter als andere Menschen.“

„Mann, Rahel, du weißt genau, was ich meine.“

„Ja, du hast recht. Gestern Abend war er auch schon so pampig." Rahel legte ihr Handy zur Seite und stand auf. „Sonst mag Papa Mamas Lieder sehr, und so ein Türenknallen sieht ihm überhaupt nicht ähnlich. Ich gehe der Sache mal auf den Grund", beschloss sie.

„So habe ich das nicht gemeint. Halt dich da lieber raus."

„Nö", sagte Rahel, verließ ihr Zimmer und schlenderte wie zufällig in die Küche. Auf dem Herd stand ein silberner Topf, in dem eine verdächtig aussehende Suppe mit Fleisch und Pilzen vor sich hin köchelte. Sie roch nach Kokosmilch und Ingwer.

„Oh, hast du was Neues erfunden? Sieht gut aus", sagte Rahel diplomatisch.

Gut aussehen hieß ja nicht unbedingt auch gut schmecken.

„Nein, nicht meine Erfindung", sagte Mama und lächelte angestrengt. „Das ist ein berühmtes Rezept. Tom Kha Gai, eine Hühnersuppe aus Thailand.

„Oha, gut, dass Ronny heute nicht bei uns isst."

Jetzt schmunzelte Mama wirklich. Sie wusste um Ronnys Fast-Food-Liebe und seine Bedenken, was das kreative Selbstkochen betraf.

„Ingwer?", fragte Rahel.

„Nein, Galgant. Schmeckt aber so ähnlich, ist aus der gleichen Pflanzengruppe."

In einem kleinen Schälchen rührte Frau Schmickler Wasser und ein weißes Pulver zusammen, um es zum Binden in die Suppe zu gießen.

„Seltsam, die Speisestärke sieht so komisch aus", wunderte sie sich. „Habe ich aus Versehen heißes Wasser genommen?"

Rahel tauchte den Zeigefinger in das Schälchen.

„Nein, ist kalt." Dann leckte sie den Finger ab. „Und süß."

„Süß?!" Mama guckte verwirrt und probierte selbst. „Ach, du grüne Neune, ich habe Puderzucker genommen!" Mama zog die Vorratsschublade auf und zerrte die richtige Dose hervor. Sie war viel größer als die Puderzuckerdose. Bei dem Größenunterschied konnte man sich doch nicht vertun!

„Ist irgendwas?“, fragte Rahel geradeheraus.

„Nein“, sagte Mama etwas zu laut und zu schnell. „Warum?“

„Nur so. Seit wann verwechselst du Zutaten?“

Mama seufzte.

„Das kann schon mal passieren. Ich habe nur nicht so gut geschlafen.“

„Hm.“

Rahel verzichtete darauf zu fragen, warum Mama nicht so gut geschlafen hatte. Stattdessen trug sie das Schälchen mit der süßen Brühe zur Spüle, schüttete es aus und kam mit frischem Wasser zu ihrer Mutter zurück. Frau Schmickler rührte die Mischung jetzt richtig an und gab sie in den Topf.

„Hat Papa Stress auf der Arbeit?“, fragte Rahel.

Ihre Mutter antwortete nicht, sondern guckte angestrengt in den Topf. Plötzlich erschrak sie.

„Oh, Mist! Es riecht verbrannt. Sieh mal schnell nach den Käsebrötchen.“

Rahel sprintete zum Backofen, griff nach den Handschuhen und rettete das Gebäck. Es war nur etwas braun von unten.

„Ach, danke, Schatz“, sagte Mama erleichtert. „Jetzt deck bitte den Tisch. Wir können gleich essen.“

„Ist gut“, sagte Rahel und sah durch das Küchenfenster in den Regen.

Offensichtlich wollte Mama nicht antworten.

„Äh, also, die Samariter, so nannte man die Leute, die das Bergland rund um die Stadt Samaria bewohnten. Samaria liegt in Palästina“, dozierte Silas.

Die gesamte Detektei sowie Samuel und Dorkas saßen im provisorischen Jugendraum der SEGE auf ein paar ausrangierten Sofas. Noch hatte der Ausbau nach Werners neuen Ideen, die er in Hamburg gesammelt hatte, nicht begonnen. Gemütlich war es trotzdem irgendwie. Es hatte schon wieder den ganzen Nachmittag geregnet. So hatten sie die Beschattung des Fischhändlers einstimmig auf Samstagnachmittag verschoben. Hier im Gemeindehaus war es warm und trocken. Vor ihnen auf dem Tisch standen Schüsseln mit Chips, Flips und Schokoladenerdnüssen. Onkel Anton thronte auf dem einzigen Sessel und versuchte gerade zum dritten Mal, eine Chipsschüssel für sich allein auf seinem Schoß zu platzieren. Rahel hatte sie schon zweimal wieder zurückgestellt.

„Anton, das macht man nicht", sagte sie leise zu ihrem Onkel.

„I... Ich schon", widersprach der, gab dann aber seinen Versuch für diesmal auf.

„He, zuhören", ermahnte Werner die beiden. „Ihr seid auch gleich dran mit dem, was ihr herausgefunden habt."

„Falls Silas noch was übrig lässt", warf Ronny ein.

„Ich brauche keine Reste", sagte der rothaarige Samuel. „Silas kann gerne meinen Anteil an Infos haben."

Er war immer noch der Jüngste in der Runde. Dorkas, die neben ihm saß, nickte.

„Ganz meiner Meinung. Lass ruhig alles raus, was du weißt, Silas."

„So viel ist das nun auch wieder nicht", wehrte der sich. „Also, die Samariter waren ursprünglich auch Juden, die sich aber mit den Völkern, die die gleiche Gegend bewohnten, vermischt hatten. Sie durften deshalb beim Wiederaufbau des Tempels unter Jeremia, also ein paar hundert Jahre vor Jesus, nicht mithelfen und wurden auch zur Zeit Jesu von den Juden gemieden. Die umgingen sogar das Gebiet der

Samariter und machten lieber einen Umweg, statt es zu betreten."

„Nur weil die keine Juden geheiratet hatten?"

Ronny schüttelte unwillig den Kopf.

„Gott hatte es verboten, Ronny, weil die Heirat meistens zur Folge hatte, dass sie auch die Religion der Ehepartner und damit deren Götter übernahmen", erklärte Werner.

„Klingt irgendwie eifersüchtig", meinte Ronny, lehnte sich zurück und verschränkte die Arme vor der Brust.

„Ja, ganz richtig", sagte Werner nur. „Bitte mach weiter, Silas."

„Aus Sicht der Juden taten die Samariter etwas Falsches und beteten Gott am falschen Ort an. Nämlich nicht im Tempel in Jerusalem, sondern auf dem Berg Garizim, der für sie heilig war."

„Kein Wunder, wenn sie bei der Anbetungsrunde in Jerusalem nicht mitmachen durften", brummte Ronny. Nora war trotz seiner Einladung, zu der er sich durchgerungen hatte, nicht gekommen. Und das nervte ihn.

„Außerdem ließen sie nur die ersten fünf Bücher der Bibel als Gottes Wort gelten. Damit waren sie für die Juden wie Ungläubige. Ja, eigentlich noch schlimmer, da sie wahr und falsch vermischten", schloss Silas und legte seinen Zettel zur Seite. „Das war es schon. Von dem Samariter, der als Letzter an dem Opfer der Räuber vorbeikam und ihm seine Wunden auswusch und verband, hätte niemand eine Hilfeleistung erwartet. Erst recht nicht, dass er das Opfer auch noch in ein Gasthaus brachte und auf eigene Kosten gesund pflegen ließ. Man hat einfach schlecht von den Samaritern gedacht, jedenfalls als Jude."

„Danke, Silas", sagte Werner. „Sonst noch jemand?"

„Ja, ich", sagte Rahel. „Jesus hat sich aber anders verhalten, obwohl er Jude war. Er mied die Samariter nicht, sondern zog öfter durch ihre Gegend und hat sich auch mit ihnen unterhalten. Ich habe mir die Stelle mit der Frau am Jakobsbrunnen angeguckt. Mit der hat er richtig lange geredet, und sie hat ihm geglaubt, dass er der Retter der Welt, der Messias, ist. Im selben Kapitel werden viele Samariter an Jesus gläubig."

„Sehr interessant, Rahel", lobte Werner.

„Es gibt heute einige Hilfsorganisationen, die nach dem barmherzigen Samariter benannt sind", ergänzte Sophia. „Der Arbeiter-Samariter-Bund in Deutschland zum Beispiel und *Samaritan's Purse* in den USA."

„Vielen Dank an euch alle", sagte Werner, als niemand mehr einen Beitrag leisten wollte. „Das reicht, um zu wissen, warum die Juden schlecht über die Samariter dachten. Dabei sind es hier die Juden, eben der Pharisäer und der Levit, die sich falsch verhalten, obwohl sie genau wissen, was Gott von ihnen erwartet."

Rahel rutschte unruhig auf ihrem Platz hin und her. Plötzlich schämte sie sich für die Erleichterung, die sie empfunden hatte, als Nora nicht aufgetaucht war, und sah flüchtig zu Ronny. Seine braunen Augen schienen schon wieder Röntgenstrahlen auszusenden. Wie heute Morgen auf dem Schulhof fühlte sich Rahel durchschaut.

„Übertragen auf heute und auf uns könnte man sagen, dass sich Nichtchristen so manches Mal besser als Christen verhalten", erklärte Werner.

Ronnys Röntgenblick ruhte immer noch auf Rahel. *Na klar, der hat gut denken,* dachte sie leicht frustriert. *Weiß immer besser, wie sich ein Christ verhalten sollte, will aber selber keiner sein.* Trotzdem nahm sie sich vor, Noras Namen auf der Verdächtigen-Liste ganz fett durchzustreichen.

„Sie machen nicht alles falsch, und wir können auch von ihnen lernen", redete Werner weiter über Menschen wie Ronny. „Wir sollten nicht schlecht von ihnen denken."

Rahel seufzte tonlos und sah zu Onkel Anton.

„Aber schauen wir uns auch die Räuber in unserer Geschichte an. Wem oder was gleichen sie heute? Oder was sagt uns das für unseren Alltag? Welche Arten von ‚Räubern' gibt es?"

„Chipsräuber", sagte Rahel und warf Anton einen vorwurfsvollen Blick zu.

Irgendwie war die Schüssel wieder auf seinen Schoß gewandert.

„Die schmecken gut", sagte Anton, ohne einen Ton von Schuldbewusstsein in der Stimme.

„Gönn dir", meinte Samuel.

„Na ja, die Räuber", sagte Dorkas schüchtern, „vielleicht kann man das auf jede Notlage übertragen, aus der man alleine nicht wieder herauskommt, sondern fremde Hilfe braucht."

„Klasse", sagte Werner. „Was fällt euch da so ein?"

Bei Sophia purzelten Vokabeln durch den Kopf. Vielleicht eine Folge ihrer zweisprachigen Erziehung? Vitaminräuber, den Schlaf rauben, Zeit rauben, kraftraubend. Seltsame Wörter der deutschen Sprache! Rahel dachte zuerst an Ronny und den Fahrradkeller, sagte das aber nicht laut. Ronnys Gedanken wanderten kurz zu seinem Vater. Für den war kein Samariter in Sicht, also verscheuchte Ronny die Erinnerung. Silas konnte an nichts anderes als an die missglückte Rettungsübung denken und bekam wieder Angst vor dem nächsten Einsatz.

„Ist okay", lachte Werner, als es still blieb. „Hauptsache, ihr denkt mit, wenn ich eine Frage stelle. Die innere Einstellung zählt nämlich. Sie ist die Hauptsache, wenn wir anderen helfen wollen. Auch als Christen können wir nicht immer alles richtig machen, und das ist auch keine Voraussetzung, damit Gott uns liebt. Gott hat mit uns ebenso Erbarmen, wie der Samariter es mit dem Verletzten hatte. Und wenn wir es sind, die unter die Räuber gefallen sind, dürfen wir auf seine Gnade zählen." Der Pastor stand auf. „Jemand Lust darauf, beim Lufthockey gegen mich zu verlieren?"

Ronny grinste. Jetzt kam der angenehme Teil des Abends!

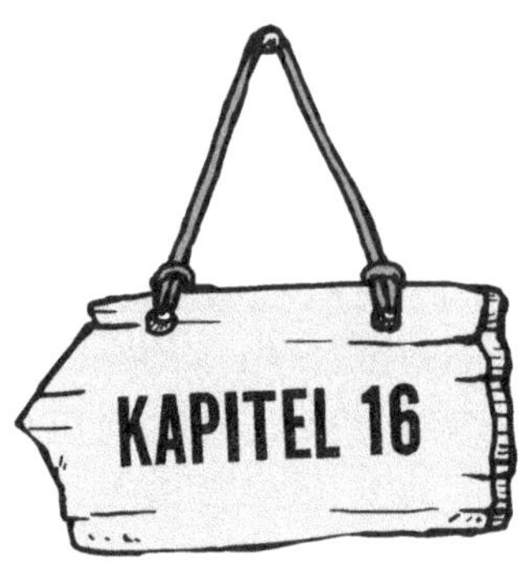

ERWISCHT

„Ich hoffe, das ist das letzte Mal, dass ich mich hier mit dem Rad hochschleppe“, hechelte Silas. Er war nicht ausgeschlafen, da der Teenkreis gestern ganz schön lange gedauert hatte.

„Glaub ich nicht“, sagte Ronny und warf einen Blick auf seinen Tacho. „Training macht den Meister. Du bist schon viel schneller als beim letzten Mal.“

Silas hob leicht den Kopf und versuchte, die Mädchen ins Blickfeld zu bekommen, die weit vor ihnen fuhren.

„Nicht schnell genug“, ächzte er.

Sogar Sophia war ihm voraus, dabei tanzte die nur im Ballett.

„Jetzt hör auf, dich selbst fertigzumachen“, schimpfte Ronny auf einmal. „Es nervt echt, dass du immer meinst, du musst alles perfekt machen. Hast du Werner gestern nicht zugehört?“

Silas' Hände griffen den Fahrradlenker fester. Er und nervig? Das stimmte nicht.

„Niemand kann alles können. Es muss neben so attraktiven Weltmeister-Typen wie mir doch auch Menschen mit Waschbärbauch geben. Sonst komme ich gar nicht richtig zur Geltung.“

„Waschbrettbauch heißt das ...“, setzte Silas an, als er begriff, dass Ronny einen Witz über ihn gemacht hatte. „Hey! Was soll das heißen? Sprichst du von mir, du Weltmeister?“

Jetzt grinste Ronny wieder und ließ seine Zähne blitzen, die immer noch silberne Metallplättchen trugen. Dann trat er an und schloss in wenigen Sekunden zu den Mädchen auf, die an einer Weggabelung angehalten hatten. Bis Silas auch bei ihnen angekommen war, hatten die anderen schon ausgemacht, wer wo lang fuhr.

„Sophia und ich fahren rechts ins Taubenbachtal und ihr links Richtung Dungkopfsee.“

„Jawohl“, ächzte Silas. „Und wir bleiben so auf Abstand, dass nichts und niemand uns wittern kann, jedenfalls nicht Lenzen oder sein Benno.“

„Tut mir leid, aber das war mir lieber als das Fischparfüm. Außerdem ist es sicherer“, entschuldigte sich Sophia. „Wirklich nett von deinem Opa, uns seine alten Ferngläser zu leihen. Jetzt hat jeder von uns eins, und wir müssen nicht so nah ran.“

„Da bin ich ganz deiner Meinung“, stimmte Silas zu. Wenn er nicht so nah dran war, musste er auch nicht so schnell und so weit weglaufen. Nach dem Regen gestern würde die Beschattung des Verdächtigen ohnehin ungemütlich genug werden.

„Denkt dran, dass wir in Kontakt bleiben“, meinte Ronny. „Achtet auf guten Handy-Empfang, Sherlock, und keine Extratouren.“

„Alles klar, Ronny. Bin nicht wild darauf, in Schwierigkeiten zu geraten.“

„Ach nee, und ich dachte, das läge vielleicht in der Familie“, sagte Ronny mit einem Seitenblick auf Silas.

Rahel biss sich auf die Zunge. Ronny war in letzter Zeit ganz schön fies, aber sie erwiderte nichts, sondern ließ Silas antworten.

„Kann schon sein“, meinte der nur gutmütig. „Komm, lass uns losfahren, Ronny.“

Sein Freund setzte beide Füße auf die Pedale. Für einen Moment balancierte er das Rad auf der Stelle.

„Wenn wir ankommen wollen, bevor es dunkel wird, müssen wir bei deinem Tempo jetzt los“, stichelte er.

„Pass ja auf“, drohte Silas. „Dir werde ich's zeigen!“

„Was hast du gesagt? Ich kann dich so schlecht verstehen“, meinte Ronny.

Mit einem Sprung drehte er das Bike in Fahrtrichtung und rollte davon.

„Männer!“, sagte Sophia.

„I... Ist der jetzt wieder ganz gesund, Papa?“, fragte Anton und legte seinem Riesenschnauzer die Leine an.

„Ja, Anton, zum hundertsten Mal. Caruso schafft das. Der Spaziergang tut ihm und seiner Verdauung gut.“

„M... Meiner Ver... Verdauung auch“, schob Anton ein.

„Ja, deiner auch. Wir gehen ja nicht jagen, sondern nur die Hochsitze kontrollieren und treffen uns auf einen kleinen Plausch mit den anderen Jägern.“

„Ein Horrido, ein Horrido, ein Waidmannsheil, ein Waidmannsheil!“, sang Onkel Anton, während er Caruso nach draußen auf den Hof führte.

„Mensch, Anton! Brüll da draußen nicht so laut rum. Heute gibt es kein Horrido. Wir wollen nur in der Nähe sein, falls die Detektei Anton etwas entdeckt.“

„Ein Ho... Horrido, sag ich“, murmelte Anton jetzt leise, während er darauf wartete, dass sein Vater die Eingangstür abschloss. „Der Langenhagen kommt auch, oder, Papa?“

„Ja, Kurt ist mit von der Partie und Clara und Herr Dr. Koy.“

Anton lachte und rieb sich die Hände.

„D... der kleine Dicke?“

„Sprich nicht so respektlos von deinem Zahnarzt", rügte Opa seinen Sohn.

„I... Is doch lustig, oder, Papa? I... Ich kann doch mal nen Witz machen!"

„Natürlich, und Herr Dr. Koy kann ja deine nächste Zahnbehandlung mal ohne Betäubung machen, Anton. Das ist ungefähr genauso witzig."

„A... Aber nur für ihn."

„Genau."

In diesem Moment fuhr Frau Wölker hupend mit ihrem Waldauto auf den Hof, um Opa und Anton abzuholen. Kaum hielt das Auto, kam sie heraus und ging auf Caruso zu, dessen Schwanz vor Freude so wedelte, dass es aussah, als bewegte er den ganzen Hund und nicht umgekehrt.

„Ach, wie schön, Pit, dass es eurem Hund wieder gut geht", freute sich Frau Wölker und holte für Caruso ein Leckerli aus ihrer Hosentasche. Caruso setzte sich und wartete auf Opas Erlaubnis. Erst dann nahm er die Belohnung.

„Fein!", lobte Opa mit hoher Stimme.

„Er kann mit Anton auf die Rückbank", sagte Clara.

Sie öffnete die hintere Tür, und Caruso sprang brav in das Auto. Nur ein paar Minuten dauerte die Fahrt, bis Frau Wölker auch schon wieder in der Nähe des roten Caritasbusses der Detektei Anton anhielt und in einer kleinen Ausbuchtung parkte. Der Bauer und Dr. Koy warteten schon neben Langenhagens Porsche auf sie.

„Na, Reinhard? Wie geht es der Familie?", fragte Opa zur Begrüßung.

Der kleine, etwas stämmige Zahnarzt hatte sich die Haare mit Gel nach hinten gekämmt und lächelte voller Vorfreude auf den Ausflug an der frischen Luft.

„Alles bestens, Pit. Die Jungs sind mit ihren Freunden unterwegs und froh, dass sie mich mal einen Samstag los sind."

„Schon so groß?"

„Ja, zwölf und vierzehn."

„Du meine Güte. Wie die Zeit vergeht, die sind doch gestern erst geboren, und nun sind sie schon alt genug für den Teenkreis ..."

„Nee, gestern war das nicht. Das war, als ich gerade hier in Brehl angefangen hatte und du zum ersten Mal die Probleme mit deinem Krautwicklerzahn hattest."

Dr. Koy lachte, und Opa lachte mit.

„Was du alles weißt. Sie dürfen trotzdem gerne zum Teenkreis kommen. Frag sie doch mal, ob sie Lust haben. Demnächst werde ich mal ein oder zwei Abende da sein und den Jugendlichen etwas über Jäger erzählen."

„Ich gebe ihnen die Einladung weiter", sagte der Zahnarzt, zog seinen Kragen hoch und stapfte beherzt in den Wald hinein.

Sie hatten vor, den Dungkopfsee zuerst halb zu umrunden und sich dann weiter westlich in das Taubenbachtal vorzuarbeiten, um dort die Standfestigkeit der Hochsitze zu prüfen. Auch eine Schonung von neu gepflanzten Bäumen sollte auf Wildschäden kontrolliert werden. Opa stellte sein Handy laut und gab dann Caruso nach, der an der Leine zog, weil er es kaum erwarten konnte, in den Wald zu laufen.

„D... Der is wieder ganz gesund", erzählte Anton seinem Zahnarzt, während sie losmarschierten. „U... und ich sag nix von dick", murmelte er zu sich selbst.

„Warum nicht?", fragte Dr. Koy ahnungslos.

„I... Is besser so", meinte Anton.

„Wie spät ist es?", fragte Sophia, als Rahel ihr Handy auf Empfang kontrollierte. Es zeigte fünf Balken. Perfekt!

„Gerade zwei Uhr", sagte Rahel und setzte das Fernglas wieder vor die Augen, um das Gelände des Fischzüchters zu beobachten. Sie waren etwa zweihundert Meter von dem Anwesen entfernt und konnten sogar eine dicke, von der Sonne verbogene Kerze im Küchenfenster sehen. Die Kerze war aus.

„Erst eine Stunde? Ich habe das Gefühl, ich friere hier fest, und das auch noch völlig umsonst. Es passiert gar nichts. Der kommt heute bestimmt nicht vor die Tür."

„Abwarten", meinte Rahel.

„Glaub mir: Der hat Wochenende."

„Dann müssten aber doch gerade Kunden klingeln, oder?"

„Nee, als Katholik isst man freitags Fisch", erklärte Sophia. „Hier sind doch die meisten katholisch."

„Warum das denn?"

„Weiß ich doch nicht, warum hier alle katholisch sind. Historisch bedingt?"

„Nee, ich meine, warum die freitags Fisch essen."

„Ach so. Ich glaub, wegen Karfreitag und fasten und so. Fisch war früher viel billiger als Fleisch. Kannst du Silas und Ronny sehen?"

„Von hier aus nicht. Da ist sein Trümmerhaus dazwischen."

„Dann müssten wir mal die Position wechseln. Wäre doch witziger, wenn wir die sehen könnten."

„Okay, ein bisschen Bewegung kann ja nicht schaden. Wenn du die Jungs unbedingt beobachten willst. Mir ist auch kalt."

Rahel ließ das Fernglas sinken und erhob sich. Sie hüpfte ein bisschen auf der Stelle und macht ein paar Kniebeugen, um sich aufzuwärmen.

„Meinst du, es hilft, wenn wir gebückt gehen?", fragte Sophia. „Also, damit Benno uns nicht wittert?"

„Nee, die Verrenkungen können wir uns sparen. Keine Sorge, wir haben zweihundert Meter Vorsprung. Außerdem kennt Benno uns ja nicht. Wenn er die Jungs riecht, klar, dann geht er ab in die Richtung. Aber wir beide haben ihm doch nichts getan. Da bin ich tiefenentspannt."

Rahel griff sich die Rettungsdecke, auf der die beiden Mädchen bis gerade eben gelegen hatten, und klemmte sie sich unter den Arm. Aufrecht, aber möglichst lautlos schlenderte sie mit ihrer Freundin etwa hundert Meter weiter nach Westen und suchte nach einem guten Platz, um sich dort niederzulassen. Das Gelände fiel leicht ab, und das Gestrüpp wuchs hier dichter und höher. Dadurch wurde der Wind abgehalten, und es fühlte sich wärmer an. Sophia wählte eine Stelle, von der aus man eine gute Sicht auf das Haus hatte. Rahel breitete die Rettungsdecke wieder auf dem Boden aus. Dann schmiss sie etwas Laub auf die glänzende Oberfläche und legte sich wieder hin. Sie nahm das Fernglas vor die Augen.

„Jetzt sehen wir die Haustür nicht mehr", stellte sie fest.

„Aber die Terrasse." Sophia hatte sich neben sie gehockt. „Und da sind Silas und Ronny. Du glaubst es nicht! Guck mal, was die machen!"

Rahel schwenkte ihr Fernglas nach rechts.

„Warum spielen die mit Seifenblasen?", fragte sie erstaunt.

„Langeweile? Wie wir?", mutmaßte Sophia.

„Und das funktioniert?", fragte Ronny misstrauisch.

„Na klar, hat Opa mir verraten. Wenn der Wind aus der entgegengesetzten Richtung kommt, dann kann Benno uns nicht riechen, äh, wittern."

Silas pustete noch einmal durch den Seifenblasenring. Die schillernden Kugeln schwebten auf ihn zu, und er duckte sich, damit sie über seinen Kopf in den Wald hinter ihm fliegen konnten, ohne zu zerplatzen.

„Siehst du? Westwind. Der herrscht hier meistens. Im Moment hat Benno keine Chance."

Zufrieden pustete Silas weiter. Ronny zog seinen Arm herunter, sodass ein wenig Seifenflüssigkeit über Silas' Hand schwappte und in seine Jackenärmel floss.

„Ih! Was soll das?", protestierte er leise.

„Wenn du noch mehr Kinderspielchen spielst, dann ist es egal, ob Benno uns wittert, weil Lenzen uns sehen kann, wenn er mal mit dem Fernglas rausguckt. Was glaubst du, wie viele Tiere in der Lage sind, Seifenblasen zu produzieren?"

„Schon gut", meinte Silas.

Er schraubte das Fläschchen zu und steckte es in die Jackentasche.

„Da ist er!", sagte Ronny, der das Fernglas vor die Augen hielt und die Haustür beobachtete.

Auch Silas rollte sich zurück auf den Bauch und spähte durch den Feldstecher.

„Ich glaube, ich sehe Rahel und Sophia. Die sind jetzt hinter Lenzens Haus."

„Ist mir egal, guck lieber, wo der hingeht."

Silas schwenkte sein Fernglas nach links.

„In die Garage", sagte er. „Und ‚gehen' ist, glaube ich, etwas zu optimistisch formuliert."

„Stimmt, er ist etwas unsicher auf den Beinen."

Es dauerte eine Weile, bis der Fischzüchter seine Garage wieder verließ. Dann trug er eine dicke Jacke, Wanderschuhe und eine Waffe auf dem Rücken. Anders als bei Frau Wölkers Brustgurt sah man zwei Lederriemen, die wie bei einem Schulranzen über beide Schultern gingen. Jetzt war sein Gang wieder fester.

„Der hat etwas getrunken", sagte Ronny bitter. Er wusste leider aus Erfahrung, dass es bei Alkoholabhängigen besser mit den Bewegungen klappte, wenn sie nicht ganz nüchtern waren.

„Wir haben ein riesiges Glück", sagte Silas.

„Sehe ich auch so", meinte Ronny und dachte an Silas' Familie.

„Wenn er sein Grundstück verlässt, dann führt er sein Gewehr in der Öffentlichkeit, sagt Papa. Das ist eine Straftat. Auch ohne, dass er auf ein Tier schießt", stellte Silas fest. „Weil er keine Erlaubnis mehr dafür hat."

Er fischte sein Handy aus der Tasche, um Opa Bescheid zu sagen. Der Weg, den Lenzen eingeschlagen hatte, würde ihn geradewegs an den Dungkopfsee führen und damit fünf Zeugen direkt in die Arme laufen lassen.

„Das Gewehr, das er auf dem Rücken hat, sieht aber anders aus als das von neulich", meinte Ronny.

Silas legte das Handy zur Seite und warf noch einen Blick durch das Fernglas.

„Hammer! Das ist kein Schrotgewehr", sagte er aufgeregt. Dann nahm er sein Handy wieder in die Hand und wischte darauf herum. „Hier, das sieht doch genauso aus, oder? Das ist eine Büchse!" Er gab Ronny sein Handy. Der betrachtete das Bild genau.

„Ja, das stimmt", bestätigte er dann, „und was heißt das?"

„Na, dass er keine Kormorane oder Graureiher damit abschießt, sondern es auf etwas Größeres abgesehen hat. Reh oder Wildschwein. Keine Ahnung, was man da so nimmt. Jedenfalls keinen Schrot, sagt Opa."

„Das heißt, wir haben die Chance, den Wilderer auf frischer Tat zu ertappen?", stellte Ronny fest. „Los, sag deinem Opa schon Bescheid."

Ronny wollte seinem Freund das Handy zurückreichen. Doch der stöhnte plötzlich auf.

„Ach, du ... Nein!", erschrak er.

„Was ist?"

„Mist, der stapft genau auf Rahel und Sophia zu. Und die können ihn nicht sehen. Die Büsche sind zu hoch, solange sie liegen. Die versperren ihnen die Sicht in dieser Richtung. Die merken nix, sonst wären sie längst aufgestanden."

„Ich ruf sie an."

Ronny zog sein eigenes Smartphone hervor. Zum Glück blieb Lenzen gerade stehen und nahm eine kleine, flache Metallflasche aus seiner Brusttasche. Sie glänzte silbrig in der Nachmittagssonne.

„Ja, gönn dir einen Schluck", sagte Silas leise und beschwörend, während Ronny darauf wartete, dass der Anruf zu Sophia durchging. „Oder zwei oder drei."

„Ihr Gesprächspartner ist im Moment nicht erreichbar. Bitte hinterlassen Sie eine Nachricht nach dem Ton", klang es in Ronnys Ohr.

„So eine Kacke", schimpfte er. „Ich hab noch extra gesagt, sie sollen auf den Empfang achten. Hier reichen manchmal zwanzig Meter, und der ist weg."

Als er fertig war mit Trinken, schraubte Lenzen die Flasche sorgfältig zu, packte sie wieder ein und marschierte weiter.

„Immerhin hat er den Hund nicht dabei", meinte Silas kläglich und schickte ein Stoßgebet zum Himmel. „Moment mal! Wenn wir die sehen, sehen uns die Mädchen auch, oder?"

Er sprang auf und fing an, wild in Rahels Richtung zu winken.

Sophia stieß Rahel kichernd an.

„Silas hat aufgehört mit den Seifenblasen. Guck mal, jetzt winkt dein Bruder."

„Lass mich", meinte Rahel. „Silas' Faxen interessieren mich nicht." Sie versuchte gerade, durch die große Glasscheibe im Wohnzimmer ins Haus zu sehen. Dafür musste sie das Glas sehr still halten. Die gute Stube war leer, und sie konnte Lenzen nicht entdecken. Nur Benno lag auf dem Wildschweinfell vor dem gemauerten, offenen Kamin.

„Komisch. Ronny winkt auch. Sieht aus, als wenn die was von uns wollten."

„Wenn sie was wollen, sollen sie anrufen", knurrte Rahel. „Schließlich gibt es dafür diese kleinen Kästchen."

Sicherheitshalber kontrollierte Sophia ihr Handy und erschrak.

„Wir haben keinen Empfang!"

„Echt jetzt?", meinte Rahel. „Gerade waren es noch fünf Balken, und wir sind keine hundert Meter weitergegangen. Das kann doch nicht wahr sein."

Auch sie angelte ihr Smartphone hervor. Dann stöhnte sie.

„Diese Eifel macht mich fertig. So ein Mist."

Nervös sah sie sich um. Sie hatte plötzlich ein ganz dummes Gefühl, aber nichts war zu sehen. Allerdings roch es seltsam. Was war das nur? Der Geruch gehörte nicht in den Wald. Als ihr einfiel, was es war und woher sie das kannte, raschelten die Blätter hinter ihr. Das Rascheln kam nicht von einem Baum, sondern von weiter unten. Und es hörte sich nicht nach Wind an, sondern eher nach einem schweren Gewicht, dass die Blätter brechen ließ. Um besser sehen zu können, kniete sie sich hin und drehte sich um. Aus den Augenwinkeln sah sie noch, wie auch Sophia sich aufrichtete, da blickte sie auf ein paar schwarze Wanderschuhe. Große Schuhe. Ihre Augen kletterten die Beine hinauf, die in den Schuhen steckten. Dann sah sie Lenzen auch schon mitten ins Gesicht. Er starrte sie mit kalten Augen an. Aus der Nähe wirkte seine Nase viel zu groß und entzündet. Auch die Augen waren rot und die Lider geschwollen, so als hätte er eine Gräserallergie. Den Rest des Gesichts verdeckte der dichte Vollbart. Rahel hatte keine Antwort darauf, wie es möglich war, dass sie ihn nicht eher bemerkt hatte.

„Du schon wieder!", stieß Lenzen hervor und keuchte, als hätte er Luftnot. „Den Lockenkopf kenne ich doch."

Der Wind nahm seinen Atem auf und wehte ihn den Mädchen ins Gesicht. Daher kam also der unangenehme Geruch. Rahel hatte sich nicht getäuscht: Alkohol!

Wütend sah Lenzen Rahel und Sophia an, die sich nicht zu rühren wagten. Langsam ließ er seine Büchse von den Schultern rutschen. Er holte sie vor seinen Körper und nahm sie in beide Hände.

„Mon dieu“, hauchte Sophia.

Ihr Körper fühlte sich plötzlich wie tiefgefroren an, obwohl die Sonne gerade freundlich schien. Rahel ließ ihren Blick über den Gegner gleiten, während das Überlebensprogramm in ihrem Gehirn verzweifelt nach einer klugen Idee suchte. Sie registrierte die fahrigen und unsicheren Bewegungen des Fischhändlers ebenso wie seinen hasserfüllten Blick, der in einer tranigen Flüssigkeit zu schwimmen schien. Ihr Herz klopfte so, dass sie dachte, es würde gleich explodieren. Das hier war gefährlich, und ihr fiel nichts ein. Warum fiel ihr nichts ein?!

„Ich hasse es, wenn man mir nachspioniert“, knurrte Lenzen und spuckte neben sich ins Gras.

So muss es aussehen, wenn jemand gleich seine Waffe auf dich richtet, dachte Rahels Gehirn und sorgte dafür, dass ihr rasendes Herz kurz aussetzte.

Lenzen hob die Waffe an, und der Lauf näherte sich den beiden Mädchen. Doch Rahel konnte ihren Blick nicht vom Gesicht des Fischhändlers wenden. Sie starrte in die glasigen Augen und auf den dicken Adamsapfel unter Lenzens Kinn, der auf und ab wanderte. Einmal, zweimal schluckte der Fischhändler. Seine Augen zwinkerten. Der Lauf der Waffe bewegte sich im Zeitlupentempo, immer noch in ihre Richtung. Rahel hielt den Atem an. Sie hörte neben sich jemanden leise wimmern und sah aus den Augenwinkeln, wie Sophia schwankte. Wahrscheinlich würde sie gleich in Ohnmacht fallen. Da, kurz bevor die Mündung der Büchse auf die wehrlosen Opfer zeigte, veränderten sich Blick und Haltung des Fischhändlers. Lenzen riss die Augen weit auf und schüttelte den Kopf. Er begann zu zittern. Seine bleichen Hände krampften sich um die Schusswaffe. Was machte ihm solche Angst? Stand hinter ihnen etwas oder jemand? Rahel schaffte es nicht, sich umzudrehen.

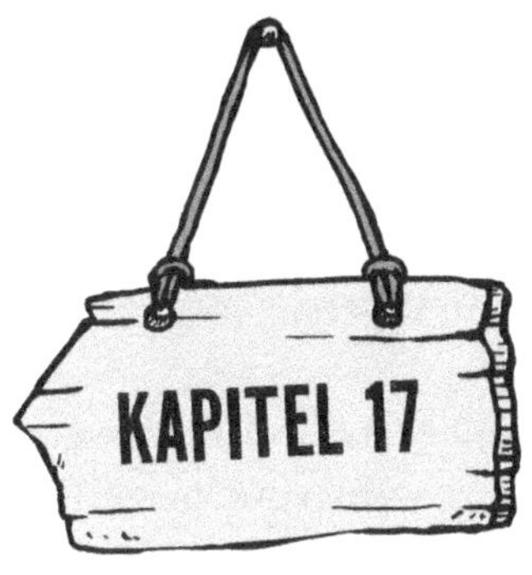

IM WALD UND AUF DER HEIDE

„Gibt fürstliche Freunde, gibt Männerverlangen, verstärket die Lieder und würzet den Saal", sang Onkel Anton, während er an der Seite des Zahnarztes durch den Wald stapfte.

Herr Dr. Koy lachte.

„Na ja, den Freischütz in Ehren, aber so ganz stimmt dein Text vom Jägerchor nicht, oder?", fragte er.

„Na und?", meinte Anton. „A... Aber die Melodie. D... Die Borussenfans verstärken auch gleich die Lieder, wenn die spielen."

„Gegen wen geht's denn heute?"

„B... Bayern", gab Onkel Anton bereitwillig Auskunft.

„Oh, das wird nicht einfach."

Herr Dr. Koy guckte, als hätte er im Mund eines Patienten einen entzündeten Zahn entdeckt.

„D... Doch! Ist ein Heimspiel. Da ... Da sind die Fans der zwölfte Mann. Drei eins, sag ich."

„Ach so, dann kann ja nichts schiefgehen."

„Nö." Zufrieden stimmte Anton ein neues Lied an. „Im Wald und auf der Heide, da such ich meine Freude, ich bin ein Jägersmann!"

„Anton“, rief Opa, der nur wenig hinter seinem Sohn ging und jetzt stehen blieb. „Mach mal bitte eine Pause, ich kann Silas kaum verstehen. Was hast du gesagt, Silas?“, fragte er in sein Smartphone.

Während sein Enkel laut und aufgeregt antwortete, blieben auch die anderen Jäger stehen und machten besorgte Gesichter.

„Er hat Sophia und Rahel bedroht und ist dann weggelaufen?“, fasste Opa laut zusammen und stellte den Lautsprecher an. „Wohin genau ist er gelaufen, sagst du?“

„Wieder in Richtung Dungkopfsee. Passt auf, Opa! Er hat eine Büchse dabei“, tönte es aus dem Handy.

„Wir sind an der Schonung. Brauchen zehn Minuten zum See. Du und Ronny, ihr lauft Lenzen nicht hinterher. Geht zu den Mädchen, hörst du, Silas?

„Ja, Opa. Beeilt euch bitte!“

„Machen wir.“

Als Pit Schmickler aufgelegt hatte, drehten alle Jäger augenblicklich um und verfielen in Laufschritt. Opa übernahm die Führung; Bauer Langenhagen und Dr. Koy teilten sich brüderlich das Ende der Schlange.

„Ich habe gedacht, der erschießt uns gleich“, heulte Sophia.

Die beiden Mädchen knieten voreinander und hielten sich in den Armen.

„Ist ja noch mal gut gegangen“, flüsterte Rahel mit zitternder Stimme.

„Wo ist der jetzt hin?“, fragte ihre Freundin ängstlich.

Sie klammerte sich so eng und fest an Rahel, dass die kaum schlucken, geschweige denn sich umsehen konnte. Sophias üppige Locken hingen direkt unter Rahels Nase und bedeckten deren Mund. Es roch nach Kokosnuss.

„Könntest du mich etwas weniger würgen?“, stieß Rahel mühsam hervor.

Der Griff um ihren Brustkorb lockerte sich. Sophia nahm ihre Haare aus Rahels Mund.

„Danke", sagte Rahel und versuchte sanft, sich ganz von ihrer Freundin zu lösen. „Ich glaube, der ist zum See gerannt. Keine Sorge, der kommt nicht mehr zurück", beruhigte sie Sophia und strich ihr über den Rücken.

„Woher willst du das wissen?"

„Ich habe in seine Augen gesehen. Sie haben sich plötzlich verändert."

Rahel stand auf und klopfte sich das bunte Laub von der Kleidung.

„Wie? Verändert?", fragte Sophia.

„Ich ... weiß nicht genau", überlegte Rahel, „aber ich glaube, er hat Angst bekommen."

„Angst? Aber hier ist doch niemand, oder?"

Sophias Stimme klang schrill. Sie sprang auf die Füße und sah sich ängstlich um, als wäre es denkbar, dass plötzlich ein Löwe neben ihr auftauchte. Rahel musste kichern, als sie das panische Gesicht ihrer Freundin sah.

„Nein, hier ist nichts. Nur wir und er waren hier. Und da er vor uns wohl keine Angst hatte, so ängstlich wie wir vor ihm hockten ...", begann Rahel.

„Du ... du meinst, er hatte Angst vor sich selbst?", unterbrach Sophia sie.

Ihre Freundin nickte.

„Ich sage Opa Bescheid. Die Jäger wollten zum See. Sie müssen wissen, dass da ein Verrückter mit einer Waffe rumläuft."

Hastig griff sie nach ihrem Handy und rannte auf die Stelle zu, an der sie vorhin so guten Empfang gehabt hatte.

„Lass mich nicht allein! Warte auf mich!", rief Sophia. Sie zog die Rettungsdecke hinter sich her. „Und lass den Müll nicht hier liegen."

Auch Silas packte sein Smartphone weg, als Opa aufgelegt hatte, und rannte zu seinem Rad. „Ich fahr zu den Mädchen."

Ronny blieb an Silas' Seite.

„Ich auch. Hoffentlich dreht Lenzen nicht wieder um", sagte er.

„Wenn, dann sind wir jedenfalls zu viert", versprach Silas grimmig und zerrte sein Bike aus dem Gestrüpp.

Kurz darauf düsten beide Jungs hintereinander abwärts über den Waldweg. Ronny fuhr voraus. Diesmal vermied Silas fast alle Wurzeln und Löcher und kam erstaunlich schnell voran. Er fiel kaum hinter seinem Freund zurück. Doch plötzlich rutschte Ronny weg und schlitterte samt Fahrrad vor einen Baum. Silas bremste mit beiden Händen und geriet ebenfalls ins Schlingern. Sofort ließ er sein Rad wieder frei rollen, fand ins Gleichgewicht zurück und konnte im letzten Moment seinem Freund ausweichen. Hoffentlich hatte Ronny sich nichts gebrochen. So ein Sturz konnte übel ausgehen bei dem Tempo!

„Fahr weiter!", schrie ihm eine wütende Stimme hinterher. „Ich bin okay, nur mein Bike ist Schrott! So eine Kacke!"

Silas sah sich lieber nicht um, sondern befolgte Ronnys Rat. Da war schon die Weggabelung, an der sie sich vorhin getrennt hatten. Jetzt ging es wieder bergauf. Silas trat und strampelte, er keuchte und schwitzte und war in Rekordzeit auf einer Anhöhe, von der aus er kurz eine gute Sicht auf den See und das Anwesen hatte. Beides lag tiefer, und der Waldweg ging nun wieder bergab. Doch Silas hielt trotzdem kurz an. Während er nach Luft schnappte, verschaffte er sich einen Überblick über die Lage der Mädchen. Dort hinten sah er sie. Eng beieinander und anscheinend unverletzt standen sie unschlüssig herum, rührten sich aber nicht vom Fleck.

Und da, rechts von ihnen lief Lenzen mit dem Gewehr in der Hand in Richtung See! Eigentlich stolperte er mehr und drohte hinzufallen. Er sah nicht aus wie auf der Jagd, sondern wie auf der Flucht. Silas war schon so nah herangekommen, dass er kein Fernglas mehr brauchte, sondern alles mit bloßem Auge erkennen konnte. Ohne dass er hätte sagen können, warum, entschied er sich plötzlich, dem Fischhändler hinterherzufahren. Irgendetwas in ihm behauptete, dass das richtig war. Opas Anweisung hatte er völlig vergessen. Er stieg auf und ließ sein Rad rollen. Kurze Zeit verlor er den Mann aus den Augen.

Doch dann, als er auf Seehöhe angekommen war, sah er ihn wieder, und wenn Lenzen sich umgedreht hätte, hätte er auch den Jungen gesehen, der jetzt sein Fahrrad ablegte und ihm zu Fuß über die freie Wiesenfläche mit den kleinen Büschen nachschlich. Das Gelände bot kaum Deckung, aber ab und zu konnte sich Silas doch hinter einer größeren Pflanze verstecken. Was er auch tat, obwohl es nicht nötig gewesen wäre. Ohne sich ein einziges Mal umzusehen, hastete Lenzen vorwärts, bis er am Ufer des Sees angekommen war.

Dort ließ er sich auf die Knie fallen und warf die Waffe auf den Boden. Ein Schuss löste sich und hallte über den See. Lenzen zuckte zusammen. Instinktiv schmiss sich Silas ins Gras und duckte sich. Dann, als er nichts weiter hörte, guckte er vorsichtig über die Halme. Lenzen kniete noch genauso da wie gerade eben. Doch jetzt hielt er eine kleine silberne Flasche in der rechten Hand. Der Fischzüchter zögerte einen Moment. Dann holte mit dem rechten Arm weit aus, und während er irgendetwas schrie, das Silas nicht verstehen konnte, schleuderte der Fischhändler die Flasche mit voller Kraft über das Wasser. Erst flog sie in einem Bogen funkelnd der Sonne entgegen. Dann stoppte der Flug, und sie stürzte senkrecht in den Dungkopfsee. Silas konnte das Wasser plätschern hören, so nah war er herangerobbt.

Wenn er mit Lenzen hätte sprechen wollten, hätte er dafür nicht besonders laut reden müssen. Der Junge hielt den Atem an, als der Mann am Ufer das Gesicht in den Händen vergrub. Er schwankte vor und zurück. Wenn er nicht aufpasste, würde er gleich in den See kippen. Doch dann ließ Lenzen die Hände wieder fallen und griff nach seiner Waffe. Sein Gesicht war plötzlich so ruhig wie die Oberfläche des Sees. Als hätte jemand alle Gefühle weggewischt.

Silas wunderte sich nur kurz, dann begriff er, was der Mann vorhatte. Auch wenn er Lenzen nur schräg von der Seite sehen konnte, war dessen Plan so klar, als wenn er ihm auf der Stirn geschrieben stünde. Plötzlich machte sich Silas keine Sorgen mehr um sich selbst oder die Mädchen. Er bekam Angst um Herrn Lenzen! Die Welt um ihn herum versank. Silas hatte nur noch Augen für den verzweifelten Mann am Ufer. Mitleid erfasste ihn, und ehe er wusste, was er tat, waren die Worte schon über seine Lippen.

„Herr Lenzen?", fragte er freundlich und duckte sich hinter eine kleine Brombeerhecke, die noch ein wenig belaubt war.

Der Mann vor ihm erstarrte kurz, drehte sich aber nicht um. Dann sackten seine Schultern herab, und er ließ den Kopf hängen.

„Herr Lenzen", wiederholte Silas nach ein paar Sekunden.

„Ja", sagte der Mann tonlos. „Der bin ich."

„Darf ich näherkommen?", fragte der Junge.

„Ist ein freies Land."

Langsam hob Silas den Kopf. Seltsamerweise fühlte er sich sicher. Der Mann sah überhaupt nicht mehr gefährlich aus. Natürlich konnte der Eindruck täuschen, darüber war sich Silas bewusst. Aber als der Fischhändler nun die Waffe diesmal vorsichtig und fast liebevoll auf den Boden legte, wagte der Junge es. Er stand auf und ging ein paar Schritte auf Lenzen zu. Die Hände des Fischhändlers hingen zitternd in der Luft. Erst versuchte der Mann, sie vor Silas zu verbergen, doch dann ging ein Ruck durch seine Gestalt, und er streckte die Hände vor sich über das Wasser.

„Ja, sieh nur hin", sagte er mit brüchiger Stimme und wie zu sich selbst. „Sieh ganz genau hin." Er drehte Silas immer noch den Rücken zu. „So weit ist es mit mir gekommen. Ich tauge nur noch als abschreckendes Beispiel für die Jugend."

Die Hände sackten herab. Silas räusperte sich.

„Gott liebt Sie trotzdem", sagte er und wusste selbst nicht, wie er darauf kam.

Lenzen gab keine Antwort. Doch plötzlich legte sich eine Hand auf Silas' Schulter, wie bei der RUND-Übung vor einer Woche. Aber diesmal war es nicht Werner.

„Der Junge hat recht, Theo", sagte Opas Stimme. „Es gibt immer einen Ausweg."

Weder der Fischzüchter noch Silas hatten Pit Schmickler kommen hören.

„Für mich gibt es nur einen Ausweg", sagte Lenzen ruhig und griff wieder nach seiner Waffe.

Opas Hand lag immer noch auf Silas' Schulter. Sie zog ihn vorsichtig, aber nachdrücklich ein Stück zurück. Dann stellte sich Pit Schmickler langsam vor seinen Enkel. Das alles dauert nur ein paar Sekunden. Trotzdem behielt der ehemalige Polizist Lenzen genau im Auge.

„Unsinn!", sagte Opa jetzt energisch. Dann wurde seine Stimme wieder freundlicher. „Es gibt immer Hilfe. Sei kein Narr, Theo! Gib mir die Waffe. Ich werde sie für dich aufbewahren, bis du sie wieder führen darfst."

Lenzen lachte bitter.

„Du meinst, bis zum Sankt Nimmerleinstag?"

„Nein, das meine ich nicht. Auch du hast eine Chance, Theodor", sprach Opa Lenzen mit dessen vollem Namen an.

Silas hörte hinter sich ein vertrautes Geräusch und riskierte einen kurzen Blick über die Schulter. Täuschte er sich, oder war das wirklich ...? Tatsächlich! Da war Caruso. Allein und ohne Leine schnüffelte er durch das Gras. Jetzt hob er den Kopf, guckte zu Opa und lief zielstrebig auf ihn zu. Sein Herrchen tätschelte ihm kurz den Kopf und zeigte dann auf Lenzen. Caruso verstand auch Opas Zeichensprache. Worte waren nicht nötig. Gehorsam lief das große Tier zu dem Mann am Ufer. Als der nicht auf ihn reagierte, setzte er sich neben ihm nieder und sah ebenfalls auf den See. Steif vor Anspannung blieb Silas dicht hinter Opa stehen und atmete den beruhigenden Duft seines Rasierwassers ein.

Als nichts geschah, schielte er an seinem rechten Arm vorbei. Immer noch rührte Opa sich nicht und sagte auch nichts mehr. Nur Lenzen bewegte sich endlich. Er nahm die linke Hand vom Gewehr und streckte sie zitternd nach dem Hund aus. Caruso wandte ihm sofort den Kopf zu und begann, mit seiner Zunge über Lenzens Finger zu fahren. Sanft, aber gründlich schleckte er ihm das Salz von der rauen Haut. Die warme und feuchte Berührung ließ dem Fischhändler plötzlich die Tränen über das Gesicht laufen. Silas schluckte und versteckte sich wieder hinter Opas Rücken. Herr Schmickler wartete geduldig ab, bis Caruso fertig war und Lenzen sich etwas beruhigt hatte.

„Ich komme jetzt zu dir, Theo, und dann gibst du mir die Waffe, ja?“, fragte er dann.

Lenzen fasste mit der Linken fester in Carusos Fell. Dann nickte er stumm. Opa bedeutete Silas, dass er zurückbleiben sollte. Er selbst ging langsam auf den Fischzüchter zu. Als er bei Lenzen angekommen war, stellte er sich neben ihn. Der Mann mit der Büchse kniete nun zwischen Caruso und seinem Herrchen. Opa beugte sich vor und legte Lenzen die Hand auf die Schulter, ebenso freundlich, wie er es gerade bei seinem Enkel getan hatte. Tatsächlich reichte der Fischhändler ihm mit seiner rechten Hand freiwillig die Waffe. Ruhig und ohne Eile griff Opa danach.

„Gute Entscheidung, Theo", sagte er. „Schon die zweite heute. Die erste war, dass du die verfluchte Flasche im See versenkt hast."

Lenzen nickte unmerklich und starrte noch eine Weile über das Wasser. Dann stand er auf und hielt sich dabei an Opa fest. Silas' Beine begannen plötzlich zu zittern.

„Was ist denn mit dir passiert?", fragte Rahel, als Ronny mit seinem Fahrrad bei den Mädchen ankam.

Die Felge des Vorderrads war so verbogen und verzogen, dass Ronny sein Stahlross kaum schieben konnte. Tatsächlich hatte er es den größten Teil des Weges auf der Schulter getragen und war gejoggt. Der Ärmel seines Kapuzenpullovers war unten aufgerissen und baumelte nutzlos vom Ellbogen herab.

„Das fragst du?", antwortete Ronny und klang wütender, als er es wollte. „Was ist denn mit euch passiert? Warum habt ihr nicht auf den dämlichen Empfang geachtet? Dann hätten wir euch rechtzeitig warnen können!"

Sophia zeigte auf Ronnys Fahrrad.

„Das ist ganz kaputt. Und ... deine Hand auch", sagte sie sachlich.

Mehr bekam sie nicht heraus, weil sie wieder weinen musste. Ronny sah flüchtig auf seine rechte Hand, die bei seinem Beinahe-Sturz zwischen Fahrradlenker und Baum geraten war. Sie war zwar aufgeschürft und geschwollen, aber er konnte noch alles daran bewegen.

„Na ja, so schlimm ist es auch wieder nicht", meinte er und zuckte mit den Schultern. „Aber das Rad hat einen Totalschaden."

Rahel fasste die Hand ihrer Freundin.

„Es ist alles gut“, sagte sie beruhigend und steckte ihr Handy in die Hosentasche. „Opa hat gesagt, er holt uns gleich ab. Dann gehen wir mit ihm zu Frau Wölkers Auto. Sie hat Opa den Schlüssel gegeben, damit wir alle zusammen nach Hause fahren können“, erklärte sie ihrer Freundin. „Ronny und sein Schrottrad passen bestimmt auch noch in den Wagen.“

„Tut mir leid, Sophia“, entschuldigte sich Ronny und wurde rot. „Ich ...“

„Er ist nur froh, dass uns nichts passiert ist“, unterbrach Rahel ihn. „Stimmt's?“

„So ähnlich“, gab er widerstrebend zu. „Wo ist Silas?“

„Bei Opa. Er hat Lenzen die Waffe abgenommen. Die anderen Jäger bringen diesen Verrückten jetzt zur Polizei. Onkel Anton wollte auch mit.“

Ronnys Blick verdüsterte sich.

„Er ist nicht verrückt, Sherlock. Wie oft soll ich das noch sagen? Er ist nur ...“ Der große Junge schluckte und sah zu Boden. „Nur unter die Räuber gefallen.“

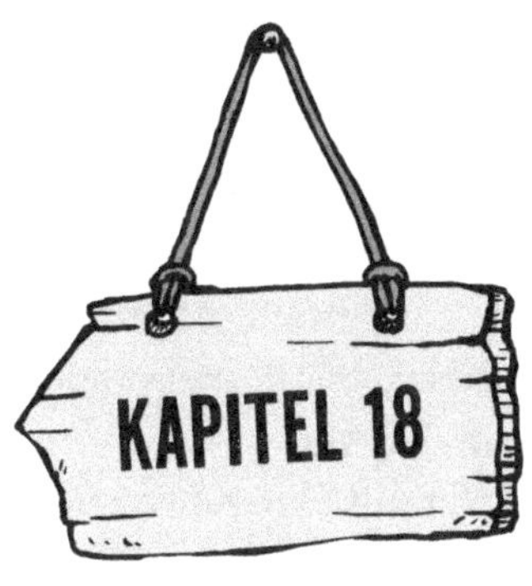

ENDE GUT, ALLES GUT?

„Kann ich bitte einen Nachschlag haben?", fragte Silas und hielt seiner Mutter seinen Teller unter die Nase.

„So, so. Von Spaghetti Bolognese kannst du also nicht genug bekommen", sagte Frau Schmickler schmunzelnd und füllte ihrem Sohn eine großzügige Portion Nudeln nach. „Hier. Ausnahmsweise. Gestern, bei der thailändischen Suppe, warst du wesentlich schneller satt."

„Das liegt nur an der vielen frische Luft", konterte Silas und griff nach der Parmesanmühle.

„Und an der Aufregung", ergänzte Rahel. „Schließlich fängt man nicht alle Tage einen Wilderer und Giftmörder."

Ronny wollte protestieren, aber er hatte den Mund zu voll. Seine Hand zierte ein Verband, den sein Freund ihm angelegt hatte, und er genoss Sophias Mitleid. Die saß müde und still neben ihm, strahlte aber über das ganze Gesicht. Sie freute sich, mit so vielen Menschen zusammen zu essen. Es war fast so fröhlich und laut wie bei ihrer Verwandtschaft in Burundi.

„Mörder ist nur, wer einen Menschen tötet, Rahel", sagte Papa. „Und dann muss noch mindestens ein Mordmerkmal wie z. B. niedrige Beweggründe dazukommen."

Die Stimmung zwischen ihm und Mama schien wieder in Ordnung zu sein. Herr Schmickler war so freundlich und zuvorkommend wie sonst auch. Allerdings auch genauso oft in Gedanken versunken, wie Rahel erleichtert feststellte. Im Moment war er ganz der Alte.

„Was geschieht jetzt mit Herrn Lenzen?“, fragte Rahel und ließ sich auch Nudeln nachfüllen.

„Nach dem, was ich weiß, läuft es wahrscheinlich auf eine Bewährungsstrafe hinaus. Das heißt, er muss nicht ins Gefängnis, sondern darf auf freiem Fuß bleiben“, antwortete ihr Vater. „Die Waffen muss er jetzt natürlich alle abgeben. Er darf sie nicht einmal mehr besitzen.“

„Kurt und ich bewahren sie für ihn auf“, ergänzte Opa. „Wenn er wieder in der Lage ist, verantwortlich damit umzugehen, bekommt er sie zurück.“

„Das ist schön“, sagte Sophia und stocherte in ihrem Rucola-Salat herum. „Ähm, denken Sie denn, dass das irgendwann der Fall ist, Herr Schmickler?“

Opa überlegte.

„Ja, Sophia, ich denke, dass er eine Chance hat. Alkoholsucht ist eine ernste Sache, aber es gibt Hilfen und Gott sei Dank Menschen, die sich mit so etwas auskennen. Zum Beispiel beim Blauen Kreuz.“

Ronny horchte auf.

„Das Blaue Kreuz, Opa? Bist du sicher?“, fragte Silas. „Nicht das Rote?“

„Nein, Silas. Das Blaue Kreuz ist eine christliche Organisation, die Selbsthilfe bei Suchtkrankheiten anbietet. Sie wurde zwar auch von einem Schweizer in Genf gegründet. Aber nicht von Henry Dunant, sondern von dem reformierten Pfarrer Louis-Lucien Rochat, und zwar schon 1877. Den ersten deutschen Blaukreuzverein gab es übrigens in Hagen, das ist gar nicht so weit von eurer alten Heimat entfernt.“

„Was du alles weißt", staunte Silas schmatzend.

„Silas!", ermahnte Mama ihn.

„Tschuldigung."

„Ja, und ich weiß, dass ihr Theo von der Liste der Verdächtigen streichen könnt, was Caruso betrifft."

„Warum?", fragte Rahel.

„Er hat alles gestanden. Also, die Wilderei und das Auslegen der Giftköder, aber das mit Caruso hat er abgestritten, und ich glaube ihm."

„Er hat das mit dem Gift auch gestanden?", fragte Silas. „Super. Dann macht es ja nichts, dass man die präparierten Fische nicht mehr bei ihm im Schuppen finden kann, weil er sie verbrannt hat, oder?"

„Welche Fische?", fragte Opa, und Silas und Ronny berichteten kurz von ihrem dramatischen Einsatz gegen Benno am Donnerstag. Dazu hatten sie bis jetzt noch gar keine Gelegenheit gehabt. Opa ließ Messer und Gabel sinken.

„Ach, nur deshalb habt ihr ihn heute überhaupt noch einmal beschattet?", stellte er fest. „Weil Herr Lenzen die Giftköder vernichtet hat, nachdem ihr ihn auf frischer Tat ertappt hattet?"

Opa lächelte breit und tupfte sich den Mund mit einer Serviette ab.

„Ja", nickte Ronny mit vollem Mund.

„Nun, das wäre gar nicht nötig gewesen."

Jetzt schaltete sich Papa ein.

„Opa hat völlig recht", sagte er. „Wenn ihr als Zeugen glaubwürdig seid und eure Aussage glaubhaft ist, hätte das vor Gericht durchaus gereicht, um Herrn Lenzen zu verurteilen. Dazu muss man keine präparierten Köder bei ihm finden. Der Richter muss in der Verhandlung nur zu der sicheren Überzeugung gelangen, dass es so war, wie ihr sagt, egal, was der Angeklagte behauptet. Nur, wenn vernünftige

Zweifel bleiben, ist der Angeklagte freizusprechen. *In dubio pro reo.*"

„Hä?", machte Ronny.

„Im Zweifel für den Angeklagten", übersetzte Silas.

„Das heißt, wir hätten uns das heute alles sparen können? Ich hatte ganz umsonst Todesangst?"

Sophias Stimme zitterte, und ihre Augen wurden feucht. Mama legte kurz den Arm um sie.

„Nein, Sophia", sagte Opa. „So würde ich das nicht sagen. Euer Einsatz heute war alles andere als umsonst. Ohne die Geschehnisse heute wäre Theo sicher nicht bereit für ein Geständnis gewesen. Er wäre vielleicht aufgrund der Aussagen von Silas und Ronny verurteilt worden, aber er wäre nicht umgekehrt. So hat er jetzt die Chance zum Neuanfang."

„Dafür hat es sich gelohnt", sagte Rahel zufrieden und widmete sich wieder ihren Spaghetti.

„Und noch etwas hat sich gezeigt." Alle guckten neugierig auf Opa. Der sah seinen Enkel an.

„Was?", fragte Silas. Ausnahmsweise war sein Mund leer. Während er auf Opas Antwort wartete, schob er sich Nachschub zwischen die Zähne.

„Dass du ein barmherziges Herz hast."

Silas verschluckte sich an der Bolognesesoße. Und begann zu husten. Dass ihm auch Tränen in die Augen traten, lag nicht nur an seiner Luftnot. Er streckte die Arme nach oben, um besser atmen zu können. Ronny stand auf und klopfte ihm mit der gesunden Linken kräftig auf den Rücken.

„Auf unseren barmherzigen Samariter", sagte er lachend.

Als Silas wieder frei atmen konnte, kam Opa auf Caruso zurück.

„Also, wie gesagt: Lenzen streitet den Anschlag auf Caruso ab, und ich glaube, dass er die Wahrheit sagt. Er war immer gut zu seinem Hund, und obwohl wir, also Kurt und ich, den

Ärger mit ihm hatten und er richtig wütend auf mich war, hat er das nie an meinem Hund ausgelassen."

„Ca... Caruso is auch mein Hund", meldete sich Onkel Anton zu Wort.

„An unserem Hund", verbesserte Opa sich. „Wie er sogar heute in seiner Verzweiflung mit Caruso umgegangen ist und was das Tier bei ihm ausgelöst hat, haben Silas und ich selbst gesehen." Opa schüttelte entschieden den Kopf. „Er war es nicht. Ihr müsst euch nach einem anderen Täter umsehen, oder ..."

„O... Oder was?", fragte Anton.

„Euch damit abfinden, dass es Dinge gibt, die man niemals erfahren wird. Wir könnten einfach dankbar sein, dass unser Hund wieder gesund ist. Nicht wahr, Caruso?", sagte Opa.

Caruso schien seiner Meinung zu sein, denn er bellte einmal kurz wie zur Bestätigung. Dann sah er würdevoll zur Seite zur Eingangstür.

„Das finde ich auch", sagte Mama und stand auf. „Ich füttere euch jetzt mit Nachtisch, damit sich niemand mehr vom Fleck bewegen kann. Jedenfalls nicht heute Abend."

Mama verschwand mit ein paar leeren Tellern in der Küche. Papa stand auf, um ihr zu helfen. Ronny lehnte sich behaglich zurück und strich sich über den Bauch, dem man die dreifache Portion Nudeln nicht ansah.

„Gut, dass ich heute abgeholt werde."

„Was macht deine Hand?", fragte Sophia.

„Der geht es besser als meinem Rad", seufzte Ronny. „Wird mich einige Arbeit kosten, bis ich mir ein neues leisten kann."

„Vielleicht nicht ganz so viel, Ronny", warf Opa ein. „Ich glaube, Herr Langenhagen wird sich noch bei euch bedanken wollen. Schließlich hat Theo das meiste in seinem Revier gewildert. Diese Sorge ist er dank euch nun los. Und natürlich den hässlichen Verdacht, der auch auf ihm lag."

„Echt jetzt?! Das wäre natürlich megacool", freute sich Ronny.

„Ich finde diesen Trauben-Cookie-Nachtisch megacool", sagte Silas mit glänzenden Augen und leckte sich die Lippen.

Seine Eltern kamen gerade mit zwei riesigen Schüsseln ins Zimmer. Doch bevor er zuschlagen konnte, stoppte sein Vater ihn.

„Einen Moment, Silas. Ich möchte mich erst noch entschuldigen." Erstaunt ließ Silas den Löffel sinken. „Es tut mir leid, dass ich in letzter Zeit etwas gereizt war. Die viele Arbeit, wisst ihr, und dann dachte ich, mir spielt auch noch jemand einen dummen Streich im Büro. Das hat mich etwas nervös gemacht."

„Was denn für einen Streich?", fragte Rahel.

Sie war erleichtert, den simplen Grund für die schlechte Stimmung zu erfahren.

„Ach, das ist wahrscheinlich gar nichts, aber zum Beispiel fehlte neulich das Foto von Onkel Anton auf meinem Schreibtisch, und ich habe es nirgendwo finden können. Ich habe sogar hier zu Hause gesucht. Aber heute Morgen war es plötzlich wieder da." Papa lachte. „Ihr kennt mich ja. Wahrscheinlich habe ich es einfach selbst verlegt und heute in Gedanken wieder auf seinen Platz gestellt. Ich hatte eine Stunde über ein kniffliges Rechtsproblem nachgedacht. Und als ich die Lösung fand, sah ich plötzlich das Bild an seinem Platz. Vorher hatte ich gar nicht bemerkt, dass es wieder da war. Aber außer mir war niemand im Zimmer."

„Ja, das klingt ganz nach dir", sagte Silas und sah sehnsüchtig auf den Nachtisch, den Papa immer noch in der Hand hielt. Wahrscheinlich würde er sogar eine volle Nachtischschüssel übersehen, wenn er über einem Problem brütete.

„Nun stell sie schon ab, Liebling“, bat Mama lächelnd. „Wir vergeben dir.“

„Ach ja, der Nachtisch“, sagte Papa lachend und platzierte die Schüssel direkt vor Silas.

„Danke!“, sagte sein Sohn.

Der Briefkastenschlitz an der Tür klapperte, und Caruso bellte.

„Nanu“, sagte Mama. „Post um diese Zeit?“

„Das wird die Tierarztrechnung sein“, meinte Opa. „Frau Doktor Foggler hat gesagt, dass sie sie bald vorbeibringt.“

„Schade, dass sie nicht geklingelt hat“, bedauerte Mama. „Ich glaube, ich habe zu viel Nachtisch gemacht.“

„Finde ich nicht“, meinte Silas.

„Lasst es euch schmecken“, sagte Papa und ging in den Flur.

„Möchtest du denn nichts, Liebling?“

Mama guckte fragend um die Ecke und sah zu, wie ihr Mann einen weißen Umschlag aus dem Briefkasten nahm, ohne ihn anzusehen. Mit dem Brief in der Hand ging er auf seine Frau zu.

„Ich bin zu satt, Liebling“, sagte Herr Schmickler und drückte Mama einen Kuss auf die Wange. „Außerdem hätte ich furchtbar gerne einen Moment Ruhe in Paps' Studierzimmer“, flüsterte er in ihr Ohr. „Nach all den aufregenden Detektiv- und Hundegeschichten von heute.“

Mama lächelte wissend.

„Dann geh schon“, flüsterte sie zurück. „Ich rette dir eine Portion.“

„Du bist ein Schatz, Liebling.“

„Ich weiß, Herr Schmickler!“

Schmunzelnd verschwand Paul Schmickler in dem kleinen Zimmer mit den vielen Büchern und zog erleichtert die Tür hinter sich zu.

Ich werde alt, dachte er und wollte den Brief auf den Schreibtisch seines Vaters legen. Doch dann zögerte er und runzelte die Stirn. Auf dem Umschlag stand *Paul Schmickler.*

„Nanu? Die Tierärztin hätte die Rechnung doch an Pit Schmickler richten müssen. Schließlich ist er der Halter des Hundes. Ich war ja auch gar nicht in der Praxis", wunderte er sich.

Also war es ein Versehen oder irgendeine Werbung? Nachdenklich drehte er den Umschlag um, aber es gab keinen Absender. Herr Schmickler griff nach dem Brieföffner. Er schlitzte den Umschlag auf. Dann zog er ein Blatt Papier heraus und faltete es auf. Der Atem stockte ihm, noch ehe er ein einziges Wort gelesen hatte. Der Rechtsanwalt begriff sofort. Mit ernsten Augen starrte er auf die wenigen Wörter, die aus großen, ausgeschnittenen Zeitungsbuchstaben zusammengesetzt und aufgeklebt worden waren. Dort stand:

REICHEN 50.000?
UND WIE GEHT ES EIGENTLICH CARUSO?

NACHWORT

Liebe Anton-Fans,

schön, dass wir uns „wiedersehen"! Ich hoffe, ihr freut euch genauso wie meine liebe Lektorin Anna, dass es eine weitere Staffel der Detektei-Anton-Reihe gibt. Ich freue mich natürlich auch. Gut, ein wenig Angst habe ich schon vor dieser Aufgabe. Denn ihr dürft nicht denken, dass alle Bücher dieser Reihe schon fertig geschrieben sind. Während ich diese Zeilen tippe, ist Band 5 zwar schon lektoriert und Band 6 auf meiner Festplatte abgespeichert, aber mit der Niederschrift von Band 7 werde ich erst morgen anfangen. Und bei dem Gedanken wird es mir etwas mulmig, und es grummelt im Bauch, als hätte ich Lampenfieber. Vielleicht hast du schon als Schauspieler oder Sänger auf einer Bühne gestanden. Dann kennst du das Gefühl. Aber auch, wenn du einmal vor deiner Klasse ein Gedicht vortragen oder ein Referat halten musstest, weißt du, wovon ich rede. Man fürchtet sich davor, dass der Kopf auf einmal leer ist und man nicht mehr weiß, was man sagen soll. Ein bisschen ist es beim Schreiben auch so. Aber zum Glück habe ich mehr Zeit als ein paar Minuten, und meistens guckt mir auch niemand zu. Gott sei Dank ist mir bis jetzt auch immer noch etwas eingefallen. Es hilft übrigens, sich einfach an den Schreibtisch zu setzen und anzufangen. Wie bei den Hausaufgaben. Wer sich nicht hinsetzt und anfängt, kann nicht fertig werden. Natürlich bete ich vorher, denn ich möchte euch ja vor allem etwas von Gott weitererzählen, und das kann ich nicht ohne seine Hilfe. Eigentlich kann ich gar nichts ohne seine Hilfe. Aber das ist ein anderes Thema ...

Ach ja, falls ihr nicht wisst, was eine Lektorin oder ein Lektor ist, dann erkläre ich es besser noch kurz, bevor ihr zu eurem Handy greifen müsst. Eine Lektorin – ich nehme jetzt mal die weibliche Form wegen meiner lieben Anna – liest viel. Sie liest Texte, die noch nicht ganz fehlerfrei sind, und korrigiert sie, wie eine Lehrerin. Die alten Römer sagten zum Lesen *legere,* denn sie sprachen Latein. Und das passende Hauptwort dazu hieß *lector,* das war jemand, der liest, also der Leser oder auch der Vorleser, denn im Altertum wurde viel laut gelesen. Vor etwa sechshundert Jahren haben wir das Wort dann in unsere Sprache übernommen. Später wurde aus dem c ein k, und schon war Annas Berufsbezeichnung geboren, auch wenn man zunächst nur Hochschullehrer so genannt hat. Ich bin sehr froh, dass es diesen Beruf gibt, denn ohne Anna wären meine Bücher nur halb so gut.

Wenn ihr jetzt neugierig geworden seid, was noch alles passiert, bis so ein Buch fertig gedruckt im Regal eurer Lieblingsbuchhandlung steht oder wie ein Autor bzw. eine Autorin auf all die Geschichten und Personen kommt, um die es in den Büchern geht, dann dürft ihr mich gerne anschreiben. Ich mache nämlich auch Lesungen in Schulen oder Gemeinden. Dann bin ich auch Lektorin, also Vorleserin, und ihr könnt mich mit euren Fragen löchern. Die E-Mail-Adresse, unter der ihr mit mir Kontakt aufnehmen könnt, lautet:

schwarzkopf-buchautorin@gmx.de

Jetzt aber noch etwas zu der Geschichte, die ihr gerade gelesen habt: Sie beginnt mit einer RUND-Übung. Wenn ihr vergessen habt, was das ist, müsst ihr das erste Kapitel noch einmal lesen. Diese Übungen gibt es tatsächlich als Teil des Katastrophenschutzes, und sie sind, wie der Name schon sagt, sehr realistisch. Die geschminkten Verletzungen kann man manchmal kaum von echten unterscheiden, und der Ort des „Unfalls" oder „Notfalls" wird hergerichtet wie eine Filmkulisse. Angefangen hat man mit solchen Übungen vor über hundert Jahren. Schon im Ersten Weltkrieg engagierte die britische Armee Schauspieler, um ihre Sanitäter besser auf den Anblick schwerer Verletzungen vorzubereiten.[1] Heute kann man ab vierzehn Jahren einen Grundkurs als Mime belegen. Mimen sind die, die die Verletzten oder Kranken spielen wie Rahel und Sophia. Als Teilnehmer an einer so großen Übung wie zu Beginn meiner Geschichte muss man in der Regel schon sechzehn sein. Eigentlich hätte also niemand aus dem Teenkreis der SEGE teilnehmen dürfen. Ich fand die Idee aber so spannend, dass ich da ein wenig geschummelt habe ...

Und warum kommen in diesem Buch so viele Jäger vor? Das liegt daran, dass mein Mann, der echte Bruder von Onkel Anton, in den Monaten, in denen ich an der Geschichte schrieb, seinen Jagdschein gemacht hat. Für das sogenannte „Grüne Abitur" muss man eine ganze Menge lernen, und so habe ich nebenbei einiges mitbekommen. Jetzt weiß ich, dass Jäger wichtig sind, um unsere Kulturlandschaft im Gleichgewicht zu halten. Echte Naturlandschaften wie Urwälder gibt es in Deutschland nämlich so gut wie gar nicht. Fast überall hat der Mensch schon verändernd eingegriffen, und sei es auch nur durch das Pflanzen neuer Bäume. Manchen Tieren fehlen die natürlichen Feinde wie Wölfe und Bären,

---

1 https://www.dlrg.de/mitmachen/rund/

weil sie in Deutschland nicht mehr vorkommen. Andere finden viel zu viel zu fressen und vermehren sich deshalb zu stark. Damit die Vielfalt im Tierreich erhalten bleibt, greifen die Jäger ein und schießen ein paar Tiere ab. Das geschieht nach allen Regeln der Kunst und mit genauen Vorschriften. Kein Tier darf gequält werden. Deswegen übt ein gewissenhafter Jäger das Schießen regelmäßig. Aber nicht nur die Jagd, sondern auch der Tierschutz und die Hege gehören zu den jagdlichen Aufgaben. So retten Jäger zum Beispiel die Rehkitze aus Wiesen, bevor die von den Landwirten mit ihren großen Maschinen abgemäht werden. Mittlerweile gibt es auch immer mehr Frauen, die auf die Jagd gehen, wie unsere Frau Wölker. Die kenne ich übrigens wirklich, und sie ist eine liebe Freundin. So geraten manchmal echte Menschen in eine ausgedachte Geschichte. Passt also auf, wenn ihr mit einem Schriftsteller befreundet seid!

Zu guter Letzt noch die erste Strophe aus einem Gedicht von Julius Adolf Oskar von Riesenthal. Er war ein deutscher Förster und hat im 19. Jahrhundert gelebt. Mir gefiel sein Gedanke, dass Gott die Ehre gebührt, auch für jedes einzelne Tier, das er geschaffen hat. Begegnen wir unseren Mitgeschöpfen immer mit Respekt!

Waidmannsheil

Das ist des Jägers Ehrenschild,
daß er beschützt und hegt sein Wild,
waidmännisch jagt, wie sich's gehört,
den Schöpfer im Geschöpfe ehrt.

Eure Petra Schwarzkopf

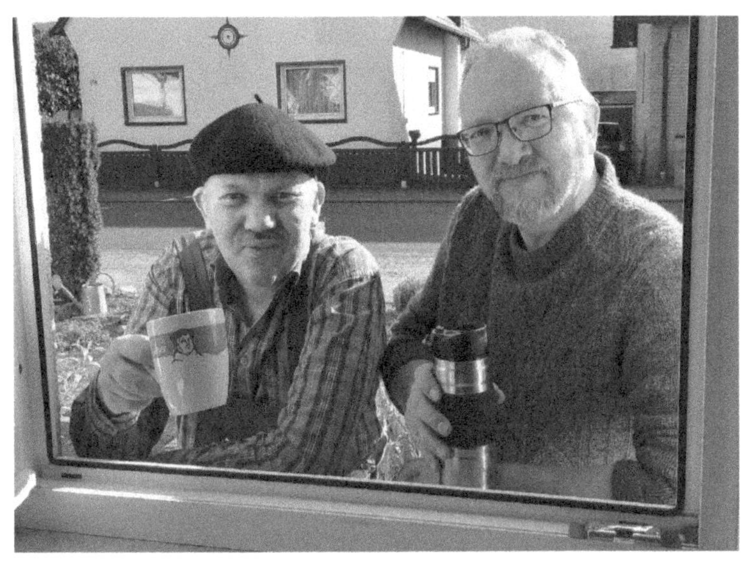

Der „echte“ Anton und sein Bruder

So begann das Abenteuer:

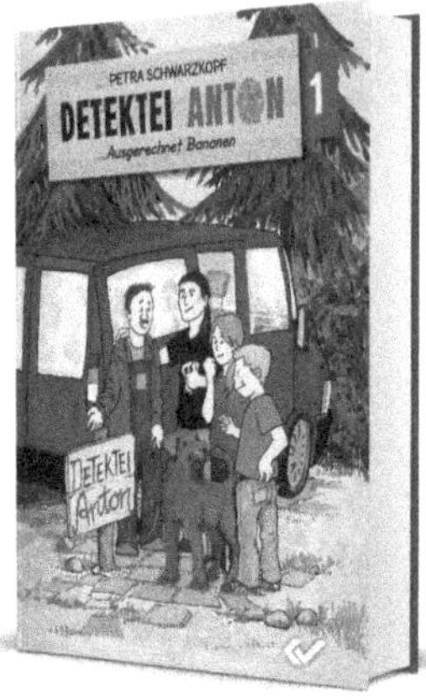

Detektei Anton –
Ausgerechnet Bananen
Band 1
Gb., 208 S., 13,5 x 20,5 cm
Best.-Nr. 271720
ISBN 978-3-86353-720-3

Die dreizehnjährige Rahel ist unfreiwillig in das verschlafene Eifeldorf Brehl gezogen. Doch ihre chronische Langeweile endet schlagartig, als Einbrecher und Drogenhändler im Ort auftauchen. Sie setzt alles daran, die Verbrechen aufzuklären, die auch vor ihrer Schule nicht Halt machen. Schon bald kann ihr großer Bruder Silas sie nicht mehr beschützen, denn auch er selbst gerät in höchste Gefahr! Gut, dass wenigstens der speziell begabte Onkel Anton und sein Hund Caruso den Durchblick behalten …

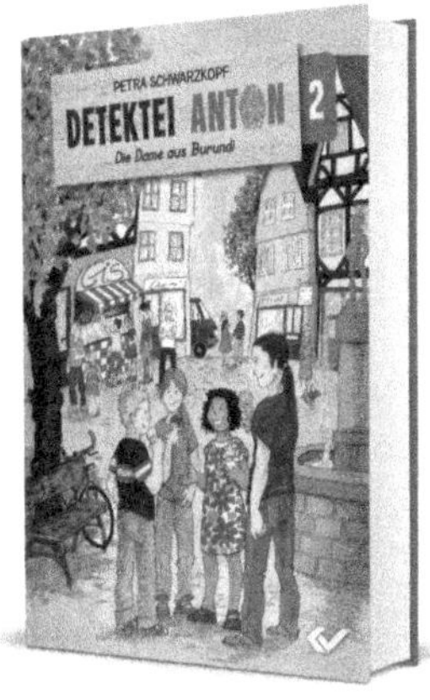

Detektei Anton –
Die Dame aus Burundi
Band 2
Gb., 192 S., 13,5 x 20,5 cm
Best.-Nr. 271764
ISBN 978-3-86353-764-7

Die Detektei erhält ihren ersten offiziellen Auftrag von Rechtsanwalt Paul Schmickler. Doch die mühsame Recherche verläuft im Sande. Der gesuchte Unfallwagen scheint wie vom Erdboden verschluckt zu sein. Immerhin bekommt das Matthias-Claudius-Gymnasium einen äußerst fitten Sportlehrer und Rahel mit Estelle Couderc eine interessante neue Klassenkameradin. Aber wer ist wirklich, was er vorgibt zu sein? Die Detektive bleiben misstrauisch. Was will „die Dame aus Burundi" in Burgenach, und wer bedroht sie? Ronny, Silas und Onkel Anton finden das entscheidende Puzzleteil erst in letzter Sekunde …

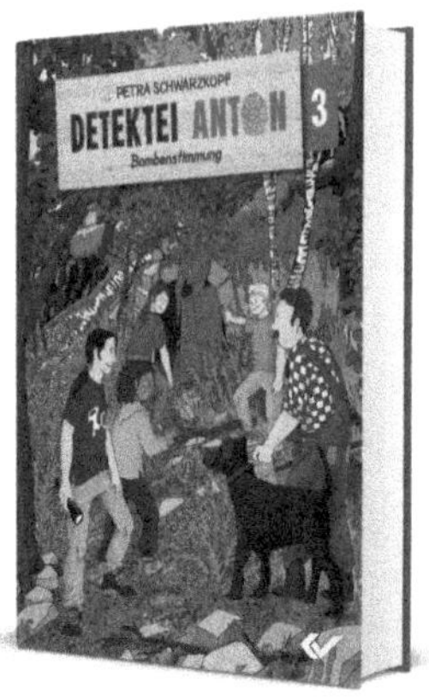

Detektei Anton –
Bombenstimmung
Band 3
Gb., 208 S., 13,5 x 20,5 cm
Best.-Nr. 271766
ISBN 978-3-86353-766-1

Onkel Anton stolpert im Familienwald über alte Munition aus dem Zweiten Weltkrieg. Außerdem gibt ein seltsamer Brief der Detektei Rätsel auf. Was hat die zweiundneunzigjährige Frau Breuer damit zu tun, und warum ist die Geschichtslehrerin Angela Kragenbeck so furchtbar engagiert? Wie kann vergangenes Unrecht in Ordnung gebracht werden, und was verheimlicht Pastor Werner? Silas, Rahel, Ronny und Sophia suchen mit Onkel Anton nach Antworten und stoßen auf eine ganz andere Art von Sprengstoff, der bis heute brandgefährlich ist!

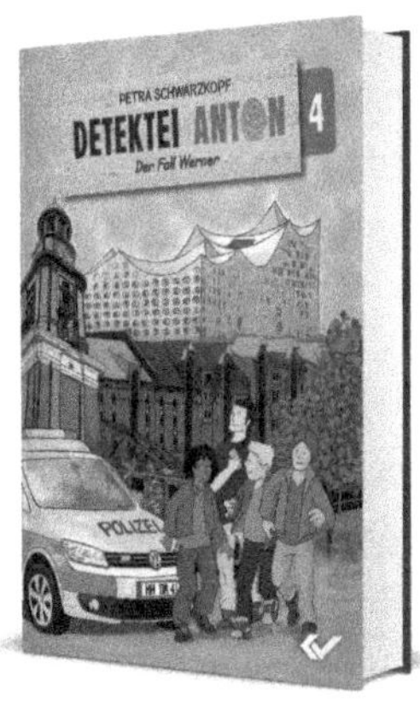

Detektei Anton –
Der Fall Werner
Band 4
Gb., 192 S., 13,5 x 20,5 cm
Best.-Nr. 271796
ISBN 978-3-86353-796-8

Endlich Ferien! Die Detektei hat genug Zeit, sich mit dem Geheimnis zu beschäftigen, das Pastor Werner Schrober verbirgt. Dafür ermitteln die Kinder in Hamburg, denn Rahel und Ronny vermuten eine Verbindung zwischen dem Pastor und einer gefährlichen Bande, der in der Hansestadt der Prozess gemacht wird. Ihr speziell begabter Onkel ist sich sicher, den Kronzeugen schon irgendwo gesehen zu haben, doch nicht einmal Opa Peter glaubt ihm. Lässt Anton sein fotografisches Personengedächtnis im Stich, und was hat Werner mit dem organisierten Verbrechen zu tun?

So geht das Abenteuer weiter:

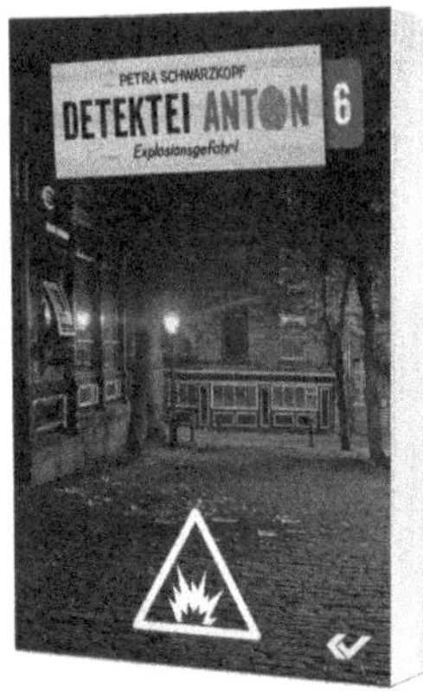

Detektei Anton –
Explosionsgefahr
Band 6
Pb., ca. 208 S., 13,5 x 20,5 cm
Best.-Nr. 271888
ISBN 978-3-86353-888-0
erscheint im Herbst 2024

Mitten in der Nacht wird Ronny Zeuge einer Geldautomatensprengung in Brehl. Obwohl das Fluchtauto ihn fast überfährt, kann er das Kennzeichen nicht erkennen. Auch Onkel Anton gerät während der Arbeit in Gefahr. Als sich schließlich ein Fremder in den alten Bus flüchtet, den die Detektei Anton als Zentrale nutzt, hat Ronny eine schwere Entscheidung zu fällen. Und dann ist da noch der Zoff zwischen Viola, Nora und Nick ...